Das Paleo-Kochbuch

Für Einsteiger

365 Tage Gluten- und Getreidefreie Rezepte für Gewichtsverlust und Bessere Gesundheit

Doalt Hacke

INHALT

SNACKS UND GETRÄNKE 97

EINFÜHRUNG

Willkommen bei The Complete Paleo Cookbook for Beginners, Ihrem Leitfaden, wie Sie sich am wohlsten fühlen, indem Sie sich so ernähren, wie es die Natur vorgesehen hat. Vielleicht haben Sie schon von bemerkenswerten Paleo-Erfolgsgeschichten gehört, in denen es um tiefgreifenden Gewichtsverlust oder die Rückbildung chronischer Krankheiten geht. Oder vielleicht sind Sie einfach nur neugierig und wollen etwas Neues ausprobieren. Was auch immer Ihre Motivation ist, mit diesem Buch werden Sie in kürzester Zeit mit der Paleo-Diät durchstarten.

Als Paleo-Ernährungswissenschaftler haben wir unzählige Menschen dabei beobachtet, wie sie dramatische und lebensverändernde Ergebnisse erzielten, und wir haben beide am eigenen Leib erfahren, wie transformierend eine Paleo-Ernährung sein kann.

Wir kennen die Kraft von Paleo aus erster Hand, und wir können es kaum erwarten, dass auch Sie sie erfahren.

Vielen Menschen ist nicht bewusst, dass ihre Gesundheitsprobleme eng mit den Lebensmitteln zusammenhängen, die sie essen. Fettleibigkeit, Herzkrankheiten, Diabetes, Demenz, Krebs, Gemütskrankheiten, Allergien, Körperschmerzen, Kopfschmerzen, Unfruchtbarkeit und Hautprobleme (um nur einige zu nennen) haben alle etwas gemeinsam ... und das ist Entzündung. Das Vorhandensein chronischer Entzündungen liegt vielen Krankheiten zugrunde und kann die Ausprägung von Krankheiten auslösen, für die wir genetisch prädisponiert sind (Autoimmunkrankheiten zum Beispiel kommen in Familien vor). Eine genetische Veranlagung ist jedoch nicht gleichbedeutend mit Schicksal. Tatsächlich haben wir die Möglichkeit, krankheitsverursachende Gene auszuschalten, indem wir einfach die Entzündungsproduktion in unserem Körper herunterfahren. Und alles beginnt mit der Ernährung.

Wenn Sie den Mahlzeitenplänen in diesem Buch folgen, werden Sie schnell erkennen, dass Paleo weit davon entfernt ist, eine weitere langweilige, fade, restriktive Diät zu sein. Ganz im Gegenteil - die Mahlzeiten sind köstlich, einfach zuzubereiten und äußerst sättigend.

Wir freuen uns darauf, dass Sie entdecken, wie toll es sich anfühlt, Ihren Körper mit nährstoffreichen, köstlichen Paleo-Lebensmitteln zu versorgen. Sind Sie bereit?

EIER UND FRÜHSTÜCK

Würziger Frühstückssalat

Salat zum Frühstück? Aber sicher! Dieser Obst- und Nusssalat hat ein Zitrusdressing, das Ihre Geschmacksknospen weckt und Sie fit für den Tag macht. Hartgekochte Eier und Speck liefern Proteine, die Sie stundenlang satt machen.

Salat:

- 2 Tassen Babyspinat
- 1 großes Ei, hartgekocht und in ½-Zoll-Stücke geschnitten
- 1 Streifen ungehärteter, nitratfreier Speck, gekocht und zerbröckelt
- 1 Clementine-Orange, geschält und geviertelt
- ½ Tasse getrocknete Cranberries oder Kirschen
- ½ Tasse Macadamia-Nüsse, schwarze Walnüsse oder Pekannüsse
- Frisch gemahlener schwarzer Pfeffer, zum Abschmecken

Dressing:

- 1 Esslöffel Honig
- 1 Teelöffel trockener Senf
- ¼ Tasse Rotweinessig
- Saft von einer Orange
- 1 Teelöffel Zwiebel, fein gehackt
- 1 Tasse Olivenöl
- Schale von 1 Orange

1. Spinat, Eier, Speck, Orangenviertel, getrocknete Cranberries und Nüsse in einer Schüssel vermengen. Mit frisch gemahlenem schwarzen Pfeffer würzen.

2. Die Zutaten für das Dressing in einer Schüssel 30 Sekunden lang verquirlen, bis das Dressing dick und cremig wird.

3. Auf 2 Teller verteilen und das Dressing über den Salat träufeln.

Für 2 Personen

Paleo-Frühstücksburrito

Wenn Sie Lust auf einen Frühstücksburrito haben, werden Sie dieses an Paleo angepasste Rezept lieben. Anstelle einer mit Eiern und Fleisch gefüllten Tortilla werden die Eier zur Tortilla. So erhalten Sie die gleichen Aromen in einem leckeren, leicht zu verzehrenden Frühstück, das Sie stundenlang satt macht. Die besten Ergebnisse erzielen Sie, wenn Sie eine mittelgroße Pfanne verwenden, damit die Eier hauchdünn sind und sich leicht wickeln lassen. Auf die kohlenhydratreiche Tortilla werden Sie nie verzichten müssen!

- ¼ Pfund grasgefüttertes Rinderhackfleisch
- 1 Teelöffel Kreuzkümmel
- 1 Teelöffel Knoblauchpulver
- 1 Teelöffel Zwiebelpulver
- 3 große, geschlagene Eier

- 1 Esslöffel Oliven- oder Kokosnussöl
- ½ kleine rote Zwiebel, fein gehackt
- Frisch gemahlener schwarzer Pfeffer, zum Abschmecken
- Frischer Koriander, gehackt, zum Garnieren
- Vorbereitete Salsa zum Servieren

1. Das Rindfleisch in einer Pfanne bei mittlerer Hitze anbraten. Sobald das Fleisch nicht mehr rosa ist, die Zwiebel hinzufügen und mit Kreuzkümmel, Knoblauchpulver und Zwiebelpulver würzen. Beiseite stellen.

2. Eier in einer kleinen Rührschüssel verquirlen. Öl in einer mittelgroßen Pfanne bei mittlerer bis niedriger Hitze erhitzen. Die Eier in einer dünnen, gleichmäßigen Schicht hineingeben und etwa 6 Minuten braten. Die Eier vorsichtig umdrehen und weiter braten, bis sie gar sind. Mit frisch gemahlenem schwarzen Pfeffer würzen. Die Eier vorsichtig auf einen Teller gleiten lassen. Mit dem gewürzten Fleisch, dem Koriander und der Salsa belegen.

Für 1 Person

Eiweißreiche Frittata

Dies ist ein einfaches Frühstücksgericht, das viel Eiweiß enthält. Sie können es ganz nach Ihrem Geschmack zubereiten, also verwenden Sie das Gemüse, das Sie mögen oder im Kühlschrank haben. Es ist eine tolle Möglichkeit, Reste zu verwerten.

- 1 Esslöffel Oliven- oder Kokosnussöl
- ½ kleine Zwiebel, gewürfelt
- ½ Tasse Champignons, in Scheiben geschnitten
- 2 Tassen Babyspinatblätter

- 8 große Eier
- Frisch gemahlener schwarzer Pfeffer, zum Abschmecken
- 4 Streifen ungehärteter, nitratfreier Speck, gekocht und zerbröckelt

1. Den Ofen auf 350 Grad vorheizen. Eine große ofenfeste Pfanne bei mittlerer Hitze erhitzen und das Öl und das Gemüse hineingeben. Anbraten, bis es weich ist. Aus der Pfanne nehmen und beiseite stellen.

2. Eier in einer großen Schüssel aufschlagen und das gekochte Gemüse hinzufügen. Mit frisch gemahlenem schwarzen Pfeffer würzen. Die Mischung in die Pfanne gießen und in den Ofen schieben. 12 bis 15 Minuten backen oder bis sich die Eier fest anfühlen.

3. Mit zerbröseltem Speck belegen und sofort servieren.

Für 4 Personen

Eier Benedict nach Paleo-Art

Auch wenn dies nicht die traditionelle Version von Eiern Benedict ist, werden Sie diese getreidefreie Version lieben, die so gut für Sie ist, wie sie schmeckt. Wenn Sie es einmal probiert haben, werden Sie nie wieder zu der alten Version zurückkehren wollen!

- ½ mittlere Avocado
- 2 Esslöffel Zitronensaft
- 1 Knoblauchzehe
- 1 großes Ei
- 1 Scheibe Tomate
- 2 Scheiben ungehärteter, nitratfreier Speck, gekocht und zerbröckelt
- Frisch gemahlener schwarzer Pfeffer, zum Abschmecken

1. Avocado, Zitronensaft und Knoblauch in eine Küchenmaschine geben und verarbeiten, bis sie glatt und cremig sind.

2. Das Ei in einem Topf mit kochendem Wasser pochieren, bis es gar ist, etwa 4 Minuten.

3. Zum Servieren das Ei auf die Tomatenscheibe legen und mit der Avocadosauce und dem Speck belegen. Mit frisch gemahlenem schwarzen Pfeffer würzen.

Für 1 Person

Getreidefreie Pfannkuchen

Nussbutter und Eier sind ein guter Ersatz für Mehl in diesen Pfannkuchen. Die Pfannkuchen werden leicht, geschmackvoll und leicht cremig, und mit 9,5 Gramm Eiweiß pro Portion halten sie Sie stundenlang satt. Beträufeln Sie die Pfannkuchen bei Bedarf mit etwas Honig für einen süßen Geschmack, aber achten Sie auf Ihren Zuckerkonsum - vor allem beim Frühstück.

- 4 reife Bananen
- 4 große Eier
- ½ Tasse Nussbutter

- Frisch gemahlener schwarzer Pfeffer, zum Abschmecken
- 2 Teelöffel Oliven- oder Kokosnussöl

1. Die Bananen in eine große Schüssel geben und mit einer Gabel zerdrücken, bis sie glatt sind. Die Eier in einer separaten Schüssel schaumig schlagen. Diese zu den Bananen geben.

2. Die Nussbutter hinzugeben und gut verrühren, bis die Masse cremig und glatt ist. Mit frisch gemahlenem schwarzen Pfeffer würzen.

3. Das Olivenöl in einer Pfanne oder auf einer Grillplatte erhitzen. Für jeden Pfannkuchen ¼ Tasse Pfannkuchenteig auf die Grillplatte oder Pfanne geben. Die Pfannkuchen 2 Minuten lang backen und dann mit einem Spatel wenden. Weitere 2 Minuten backen, oder bis die Pfannkuchen goldbraun sind.

Für 4 Personen

Mexikanisches Veggie-Rührei

Dieses Gericht mit viel Gemüse und proteinreichen Eiern ist nicht nur sättigend und einfach zuzubereiten, sondern auch köstlich. Garnieren Sie es mit Avocado und Ihrer Lieblingssalsa und Sie haben ein unvergessliches Gericht aus dem Süden. Glauben Sie, dass Sie den Käse vermissen werden? Sie werden überrascht sein.

- 1 Esslöffel Oliven- oder Kokosnussöl
- ½ kleine Zwiebel, gewürfelt
- ½ grüne Paprika, gewürfelt
- ½ Pfund minimal verarbeitete Chorizo-Wurst, gekocht und zerbröckelt
- 4 große, geschlagene Eier
- Frisch gemahlener schwarzer Pfeffer, zum Abschmecken
- Avocado in Scheiben geschnitten, zum Garnieren
- Zubereitete Salsa, zum garnieren

1. In einer mittelgroßen Antihaft-Pfanne das Öl bei mittlerer Hitze erhitzen. Zwiebel und Paprika hinzufügen und weich dünsten. Die Wurst und die Eier hinzufügen und ständig rühren, bis die Eier durchgebraten sind. Mit frisch gemahlenem schwarzen Pfeffer würzen.

2. Zum Servieren auf Tellern verteilen und mit Avocado und Salsa belegen.

Für 2 Personen

Rührei mit Lachs

Traditionell wird Lachs mit kohlenhydratreichen Bagels und Frischkäse serviert. Das mag zwar gut schmecken, aber beides passt nicht zu einem Paleo-Lebensstil. Diese Version verwendet eiweißreiche Eier und in Scheiben geschnittene Tomaten für eine gesündere Version, die genauso lecker wie das Original sein wird. Zur Abwechslung passt auch geräucherter Felchen gut dazu.

- 1 Esslöffel Oliven- oder Kokosnussöl
- ½ kleine rote Zwiebel, gewürfelt
- 3 große Eier
- 2 Unzen Räucherlachs, gewürfelt
- Frisch gemahlener schwarzer Pfeffer, zum Abschmecken
- 1 große Tomate, in Scheiben geschnitten
- 1 Teelöffel Kapern
- 1 Esslöffel frische Petersilie, gehackt

1. Öl in einer mittelgroßen Pfanne erhitzen und die Zwiebeln hinzufügen. Kochen, bis sie weich sind.

2. Die Eier in einer kleinen Schüssel aufschlagen und den Lachs hinzufügen. Mit frisch gemahlenem schwarzen Pfeffer würzen. Die Eimischung über die Zwiebeln gießen und verrühren, bis sie durchgebraten sind.

3. Zum Servieren die Tomatenscheiben mit den Eiern belegen und mit Kapern und Petersilie garnieren.

Für 1 Person

Hähnchen mit Süßkartoffel-Rösti

Es ist schwer, ein Frühstück auf dem Paleo-Plan zu finden, das keine Eier enthält, aber dies ist eines. Sie können es natürlich mit Eiern servieren, wenn Sie möchten, aber dieses Gericht steht ziemlich gut für sich allein. Hähnchenfleisch aus dunklem Fleisch eignet sich gut, aber verwenden Sie, was immer Sie zur Hand haben - es wird trotzdem köstlich sein. Die Süßkartoffeln sind ein hervorragender Ersatz für die traditionellen fettigen und kohlenhydratreichen Röstkartoffeln.

- 2 Süßkartoffeln, geschält und in kleine Stücke geschnitten
- 2 Esslöffel Olivenöl
- ½ kleine Zwiebel, gewürfelt
- 4 Hähnchenschenkel, gekocht, Fleisch von den Knochen gelöst und gewürfelt oder geschreddert

- je 1 Teelöffel getrockneter Thymian und Oregano
- Frisch gemahlener schwarzer Pfeffer, zum Abschmecken

1. Süßkartoffeln entweder in der Mikrowelle oder im Dampfgarer dämpfen, bis sie weich sind und sich leicht mit einer Gabel einstechen lassen. In zwei Hälften teilen und eine Hälfte mit einer Gabel oder einem Kartoffelstampfer zerdrücken.

2. In einer großen Pfanne Öl bei mittlerer bis hoher Hitze erhitzen. Zwiebel hinzufügen und weich dünsten. Hähnchen und Gewürze, außer Pfeffer, hinzufügen und vermengen.

3. Beide Süßkartoffelmischungen in die Pfanne geben und gründlich vermischen. Mit frisch gemahlenem schwarzen Pfeffer würzen.

4. Weitergaren, bis die Unterseite gebräunt ist, dann umdrehen und die andere Seite braten, bis sie gebräunt ist. In kleine Stücke zerteilen und servieren.

Für 4 Personen

Alles Omelett

Ein Omelett ist eine schnelle und einfache Möglichkeit, ein schnelles und sättigendes Frühstück zuzubereiten, das wie eine Mahlzeit in Ihrem Lieblingsfrühstücksrestaurant aussieht. In dieser Version werden verschiedene Fleisch- und Gemüsesorten verwendet, aber das Schöne an diesem Gericht ist, dass Sie alles verwenden können, was Sie gerade zur Hand haben, und so hervorragende Ergebnisse erzielen. Wenn Sie Zeit haben, können Sie den Teig auch offen lassen, um ein frittataähnliches Gericht zu erhalten.

- 3 große Eier
- 1 Esslöffel Oliven- oder Kokosnussöl
- ½ kleine Zwiebel, gewürfelt
- ½ Tasse Brokkoli, gedünstet
- 2 Scheiben ungehärteter, nitratfreier Speck, gekocht und zerbröckelt
- 2 minimal verarbeitete Wurstscheiben, gekocht und gewürfelt
- Frisch gemahlener schwarzer Pfeffer, zum Abschmecken

1. Die Eier in einer kleinen Schüssel aufschlagen. Eine kleine antihaftbeschichtete Pfanne bei mittlerer Hitze erhitzen und das Öl hinzufügen.

2. Die Eier in die Pfanne geben und 1 Minute lang kochen lassen. Gemüse und Fleisch auf die eine Seite geben und die andere Seite vorsichtig darüber klappen. Kochen, bis die Eier durchgebraten sind. Mit frisch gemahlenem schwarzen Pfeffer würzen.

3. Auf einen Teller gleiten lassen und nach Belieben mit mehr Speck garniert servieren.

Für 1 Person

Eierkasserolle für eine Person

Manchmal hat man Lust auf einen leckeren Frühstücksauflauf mit Eiern, Gemüse und Frühstücksfleisch, aber man hat keine Zeit oder Lust auf einen regelrechten Küchenmarathon. In diesem Fall ist dieses Rezept genau das Richtige. Es ist schnell und einfach und hinterlässt keine Reste, die man nicht essen kann. Für zwei Personen verdoppeln Sie einfach das Rezept und teilen es auf zwei Auflaufformen auf, oder verwenden Sie eine Auflaufform, wenn Sie mehr als eine Person bedienen. So oder so, Sie werden es lieben!

- 2 große Eier
- 2 Brokkoliröschen, fein gehackt
- ¼ kleine Zucchini, gewürfelt
- ¼ kleine Zwiebel, gewürfelt
- 5 Spinatblätter, gehackt

- 2 Scheiben ungehärteter, nitratfreier Speck, gekocht und zerbröckelt
- 1 Esslöffel Oliven- oder Kokosnussöl
- Frisch gemahlener schwarzer Pfeffer, zum Abschmecken

---

1. Den Ofen auf 350 Grad vorheizen. Die Eier in einer kleinen Schüssel aufschlagen und das Gemüse und den Speck untermischen. Mit frisch gemahlenem schwarzen Pfeffer würzen.

2. Eine Auflaufform mit Öl einfetten und die Eimischung hineingeben. 15 bis 20 Minuten backen, bis die Oberfläche leicht gebräunt ist. Sofort servieren.

Für 1 Person

Pochierte Eier und Wurzelgemüse-Haschee

Wurzelgemüse ist reich an Ballaststoffen und Geschmack und bietet eine einzigartige Abwechslung zu den Gemüsesorten, die man normalerweise zu seinen morgendlichen Eiern isst. Warm und knusprig sind sie ein toller Ersatz für Kartoffeln, mit weniger Kohlenhydraten und viel mehr Nährstoffen.

- 1 große Steckrübe, geschält und in Stücke geschnitten
- 1 mittelgroße Rübe, geschält und gewürfelt
- 1 kleine Zwiebel, gewürfelt
- 2 Esslöffel Oliven- oder Kokosnussöl
- 1 Zweig frischer Rosmarin, fein gehackt
- Frisch gemahlener schwarzer Pfeffer, zum Abschmecken
- 1 Knoblauchzehe, gehackt
- 4 große Eier

1. Den Ofen auf 400 Grad vorheizen. Das Gemüse in Öl schwenken und auf ein einlagiges Blech legen. Mit gehacktem Rosmarin bestreuen. Mit frisch gemahlenem schwarzen Pfeffer würzen. Etwa 15 Minuten rösten, aus dem Ofen nehmen und den Knoblauch hinzufügen. Weitere 10 Minuten rösten oder bis die Ränder knusprig sind.

2. Während das Gemüse kocht, pochieren Sie die Eier in einem Topf mit köchelndem Wasser, bis sie gerade gar sind.

3. Zum Servieren das Wurzelgemüse auf zwei Teller verteilen und mit zwei Eiern belegen. Sofort servieren.

Für 2 Personen

Mini-Ei-Aufläufe

Diese Mini-Ei-Aufläufe sind schnell zubereitet und leicht zu verzehren. Sie basieren auf sautiertem Gemüse, das den Geschmack ausmacht, ohne dass Käse hinzugefügt wird. Frieren Sie sie für später ein und stellen Sie sie für 30 Sekunden auf niedriger Stufe in die Mikrowelle, wenn Sie sie verwenden möchten. Auf diese Weise können Sie jederzeit ein schnelles und sättigendes Frühstück (oder einen Snack) zu sich nehmen, wenn Sie wollen!

- ½ Tasse Zwiebel, gehackt
- ½ Tasse rote Paprika, gehackt
- 2 Streifen ungehärteter, nitratfreier Speck, zerkrümelt

- 8 große, geschlagene Eier
- 1 Teelöffel Dill
- Frisch gemahlener schwarzer Pfeffer, zum Abschmecken

1. Den Ofen auf 350 Grad vorheizen. Ein Muffinblech mit Kochspray besprühen. Eine Bratpfanne ebenfalls mit Kochspray einsprühen.

2. Die Zwiebeln und die Paprika in der Pfanne bei mittlerer Hitze anbraten. Dieser zusätzliche Schritt macht den Unterschied im Geschmack in diesem Rezept aus.

3. Zwiebeln und Paprika in einer Schüssel mit den restlichen Zutaten vermischen. Mit frisch gemahlenem schwarzen Pfeffer würzen.

4. Jeweils ½ Tasse Eimischung in jede Muffinform geben. 10 bis 12 Minuten backen, oder bis sie fest und leicht golden sind.

Für 4 Personen

SALATE UND DRESSINGS

Thunfischsalat mit Pfiff

Thunfisch ist das perfekte eiweißreiche Lebensmittel für die Paleo-Diät. Grüne Zwiebeln, Jalapeños, Ingwer und rote Chiliflocken verleihen diesem Salat einen pikanten Biss. Auf einem Salatbett serviert, ist dieses Gericht eine sättigende Mahlzeit.

- 2 Dosen Weißer Thunfisch
- 1 Tasse grüne Oliven, zerkleinert
- 2 grüne Zwiebeln, gewürfelt
- 1 Jalapeño-Schote, fein gehackt
- 3 Esslöffel Kapern, abgespült
- 1 Esslöffel eingelegter Ingwer, gehackt
- ½ Teelöffel rote Chiliflocken

- Saft von 1 Zitrone
- Saft von 1 Limette
- 1 Esslöffel Olivenöl
- 1 Kopf Kopfsalat oder gemischtes Grünzeug
- 1 Avocado, entkernt und in Scheiben geschnitten
- Frisch gemahlener schwarzer Pfeffer, zum Abschmecken

1. In einer Rührschüssel alle Zutaten außer dem Salat und der Avocado vermengen. Mit frisch gemahlenem schwarzen Pfeffer würzen.

2. Den Salat auf zwei gekühlte Teller verteilen und jeweils die Hälfte der Thunfischmischung darauf geben. Die Hälfte der Avocado auf jedem Salat anrichten und sofort servieren.

Für 2 Personen

Salat mit Speck und Spinat

Speck passt zu allem, aber besonders gut passt er zu Spinat. Die Walnüsse und die hartgekochten Eier fügen diesem Gericht eine schöne Vielfalt an Aromen und Texturen hinzu und machen diesen Salat zu einer vollwertigen Mahlzeit. Sie können auch ein Protein wie gegrillte Hühnerbrust oder ein Stück gebratenen Fisch hinzufügen, um ein schönes Geschmacksprofil zu erhalten.

- 1 Pfund frischer Spinat, gewaschen, abgetropft und in mundgerechte Stücke gerissen
- 1 Dose geschnittene Wasserkastanien, abgetropft
- 1 Pfund frische Champignons, in dünne Scheiben geschnitten
- Frisch gemahlener schwarzer Pfeffer, zum Abschmecken

- 6 Scheiben ungehärteter, nitratfreier Speck, gekocht und zerbröckelt
- ½ Tasse Walnüsse, gehackt und geröstet
- 4 große Eier, hartgekocht und in Scheiben geschnitten

---

1. Den Spinat mit den Wasserkastanien und den Pilzen mischen. Mit frisch gemahlenem schwarzen Pfeffer würzen. Auf zwei Teller verteilen.

2. Mit zerbröseltem Speck, Walnüssen und in Scheiben geschnittenen Eiern belegen. Sofort servieren.

Für 2 Personen

Salat aus Yamswurzeln und Grünkohl

Yamswurzel und Grünkohl sind beides Kraftnahrungsmittel, die reich an Vitaminen und anderen wichtigen Stoffen sind, die man braucht. Die Aromen dieses Gerichts sind intensiv und sättigend, und dieses Rezept kann eine Mahlzeit für sich sein. Wenn Sie etwas mehr wollen, können Sie diesen Salat auch mit gebratenem Schweinefleisch oder sogar mit einem Filetsteak kombinieren.

- 2 große Süßkartoffeln, geschält und in 1-Zoll-Würfel geschnitten
- 3 Esslöffel Olivenöl, aufgeteilt
- Frisch gemahlener schwarzer Pfeffer, zum Abschmecken
- 1 mittelgroße Zwiebel, halbiert und in Scheiben geschnitten

- 3 Knoblauchzehen, gehackt
- 1 Pfund Grünkohl, in Stücke gerissen
- 2 Esslöffel Apfelessig
- 1 Teelöffel Thymian

1. Den Ofen auf 400 Grad vorheizen.

2. Süßkartoffeln mit 2 Esslöffeln Olivenöl beträufeln und mit Pfeffer würzen. Die Süßkartoffeln 25 bis 30 Minuten backen, bis sie weich sind. Abkühlen lassen.

3. In einer mittelgroßen Bratpfanne den restlichen Esslöffel Olivenöl hinzufügen. Zwiebel und Knoblauch hinzufügen und etwa 3 Minuten goldbraun braten. Den Grünkohl hinzufügen und einige Minuten kochen, bis er welk wird.

4. Süßkartoffeln, Grünkohl, Essig und Thymian in einer Schüssel vermischen. Mit frisch gemahlenem schwarzen Pfeffer würzen. Sofort servieren.

Für 2 Personen

Süßer und Pikanter Hühnersalat

Eine großartige Kombination aus Hähnchenfleisch mit Obst und Gemüse macht diesen Salat zu einem einzigartigen und schmackhaften Genuss. Anders als bei den meisten Hähnchensalaten sorgt die Kombination aus Avocado und Mayonnaise für eine würzige Seite, während die Äpfel, Trauben und Cranberries eine deutlich süße Seite hinzufügen. Walnüsse und Sellerie sorgen für eine besonders knackige Textur.

- 4 Hühnerbrüste ohne Knochen, ohne Haut, gekocht und zerkleinert
- ½ Tasse getrocknete Preiselbeeren
- 1 Tasse Staudensellerie, gehackt
- ¾ Tasse grüne Weintrauben, halbiert
- ½ Tasse Walnüsse, gehackt

- 1 Avocado, geschält, entkernt und gewürfelt
- 1 Apfel, geschält, entkernt und gewürfelt
- 1 Tasse Mayonnaise mit Olivenöl
- Saft von 1 Zitrone
- Frisch gemahlener schwarzer Pfeffer, zum Abschmecken

1. Hähnchen, Cranberries, Sellerie, Weintrauben, Walnüsse, Avocado und Apfel in einer großen Schüssel gut vermischen.

2. In einer separaten Schüssel die Mayonnaise mit dem Zitronensaft vermischen und verquirlen.

3. Das Dressing in die große Schüssel mit der Hähnchenmischung geben und schwenken, bis alles gut mit dem Dressing bedeckt ist. Mit frisch gemahlenem schwarzen Pfeffer würzen. Gekühlt servieren.

Für 4 Personen

Meeresschnecken-Salat

Muscheln haben einen süßen, rauchigen Geschmack, der dem von Venusmuscheln ähnelt. Die Muschel wird in diesem Gericht durch die Säure der Zitrusfrüchte wie eine Seviche "gekocht". Wenn Sie auf dem Markt keine Muscheln finden, sind Jakobsmuscheln ein guter Ersatz. Dieses Gericht eignet sich hervorragend für ein leichtes Mittag- oder Abendessen, wenn Sie keine Lust haben, eine warme Mahlzeit zu kochen.

- 4 Muscheln, gesäubert und ohne Haut
- 1 kleine Zwiebel, gewürfelt
- 1 Stange Staudensellerie, gewürfelt
- ½ kleine süße Paprika, gewürfelt
- 1 große Tomate, in Scheiben geschnitten
- Saft von 2 Limetten
- Saft von 1 Orange
- Frisch gemahlener schwarzer Pfeffer, zum Abschmecken

1. Die Muscheln in ¼-Zoll-Streifen schneiden.

2. In einer kleinen Schüssel die Muscheln mit allen Zutaten vermischen. Mit frisch gemahlenem schwarzen Pfeffer würzen.

3. Vor dem Servieren 30 Minuten lang kühl stellen.

Für 2 Personen

Salat aus Zucchini und Basilikum

Die Aromen dieses Gerichts sind sehr lebendig, als würde man aus dem eigenen Garten essen. Die hartgekochten Eier sorgen für eine ordentliche Portion Eiweiß und machen diesen Salat zu einem tollen Paleo-Salat. Er ist sättigend, erfrischend und eine hervorragende Sommermahlzeit, wenn man viel zu viel Gemüse hat, das man sonst nicht verwenden kann.

- 1 Pfund Zucchini, mit Schale geraspelt
- ½ Tasse frisches Basilikum, gehackt
- ¾ Tasse Kirschtomaten, halbiert
- 2 hartgekochte Eier, zerkleinert

- 1 Esslöffel Olivenöl
- 1 Teelöffel Thymian
- 1 Teelöffel Apfelessig
- Frisch gemahlener schwarzer Pfeffer, zum Abschmecken

1. Alle Zutaten miteinander vermischen und gut durchschwenken. Mit frisch gemahlenem schwarzen Pfeffer würzen.

2. Sofort servieren.

Für 4 Personen

Shrimps mit Mangosalat

Meeresfrüchte sind aufgrund ihrer hohen Nährstoffdichte ein wesentlicher Bestandteil jeder Ernährung. Dieser Salat ist ein großartiger Einstieg in das Thema Meeresfrüchte für alle, die bisher einen Bogen um sie gemacht haben. Die verschiedenen Aromen, die in Kombination mit den Garnelen verwendet werden, sorgen für einen sehr milden Geschmack im Vergleich zu anderen Meeresfrüchtegerichten, wie Muscheln oder Austern.

- 3 Esslöffel frischer Limettensaft
- 2 Esslöffel Olivenöl
- Frisch gemahlener schwarzer Pfeffer, zum Abschmecken
- 2 große Mangos, geschält, entkernt und gewürfelt
- 2 Avocados, geschält, entkernt und gewürfelt
- ⅔ Tasse grüne Zwiebel, fein gehackt
- ⅔ Tasse Koriander, fein gehackt
- 1 Pfund Garnelen, geschält und gekocht

1. Für die Vinaigrette den Limettensaft mit dem Olivenöl in einer kleinen Schüssel verrühren. Mit frisch gemahlenem schwarzen Pfeffer würzen und beiseite stellen.

2. Mangos, Avocado, Frühlingszwiebeln, Koriander und Garnelen in einer großen Schüssel mischen.

3. Die Vinaigrette dazugeben und gut vermischen.

4. Dieser Salat wird am besten kalt serviert, daher empfiehlt es sich, ihn gekühlt aufzubewahren, wenn Sie ihn nicht sofort servieren.

Für 4 Personen

Pilzsalat

Dieser Salat kann mit jeder Art von Pilzen zubereitet werden. Portobello-Pilze geben dem Salat eine schöne fleischige Note und saugen die Marinade auf, wodurch sie sehr schmackhaft werden. Wildpilze sind eine weitere Sorte, die dem Salat einen angenehmen, aber unverwechselbaren Geschmack verleiht. Jedes frische Grün kann verwendet werden - Rucola und Babyspinat sind zwei wunderbare Optionen.

- 2 Esslöffel plus ¼ Tasse Schalotten, fein gehackt, geteilt
- 3 Esslöffel Reisessig
- 11 Esslöffel Olivenöl, aufgeteilt

- 2 Pfund Champignons
- 1 Teelöffel frischer Thymian
- Frisch gemahlener schwarzer Pfeffer, zum Abschmecken
- 6 Unzen frisches Grünzeug

1. In einer kleinen Schüssel die 2 Esslöffel Schalotten und den Essig vermischen. Die Mischung verrühren und 5 Minuten beiseite stellen, damit die Schalotten den Essig aufnehmen können. Sobald sie den Essig aufgesogen haben, 7 Esslöffel Olivenöl untermischen und beiseite stellen.

2. In einer großen Pfanne bei mittlerer Hitze das restliche Öl erhitzen. Die Pilze hineingeben und mit dem Thymian und etwas Pfeffer bestreuen. Je nachdem, welche Art von Pilzen Sie verwenden, variiert die Garzeit. Die ¼ Tasse Schalotten zu den Pilzen geben und weiter kochen, bis die Schalotten weich sind. Mit frisch gemahlenem schwarzen Pfeffer würzen.

3. Füllen Sie einen großen Teller oder eine Schüssel mit dem frischen Grün. Die Pilze aus der Pfanne auf das Grün geben und mit der Vinaigrette übergießen.

Für 4 Personen

Rosenkohl und Rote Beete Salat

Durch das Rösten des Rosenkohls und der Roten Bete kommen die Aromen dieses sättigenden Gemüses besonders gut zur Geltung. Ein Hauch von Süße schafft das perfekte Gleichgewicht für die Sinne. Wenn Sie der Meinung sind, dass Sie diese etwas umstrittenen Gemüsesorten nicht mögen, sollten Sie diesen Salat probieren. Er könnte Ihre Meinung ändern!

- ½ Pfund Rosenkohl, Enden abgeschnitten, äußere Blätter entfernt, der Länge nach halbiert
- 4 Esslöffel plus ⅓ Tasse Olivenöl, aufgeteilt
- Frisch gemahlener schwarzer Pfeffer, zum Abschmecken
- 4 kleine rote Rüben, die Köpfe bis auf ½ Zoll abgeschnitten, gewaschen und der Länge nach halbiert

- 1 Esslöffel Dijon-Senf
- 1 Esslöffel Honig
- Ein Spritzer Zitronensaft
- 1 kleine rote Zwiebel, in dünne Ringe geschnitten

1. Den Ofen auf 350 Grad vorheizen.

2. Den Rosenkohl in zwei Esslöffeln Olivenöl schwenken und in eine Auflaufform geben. Nach Belieben pfeffern und etwa 20 Minuten lang rösten, bis er weich ist.

3. Die Rüben in zwei Esslöffeln Olivenöl schwenken. Die Rüben auf ein mit Folie bedecktes Backblech legen. Im Ofen rösten, bis sie weich sind.

4. Rote Bete mit einem Messer schälen und in ¼-Zoll-Scheiben schneiden.

5. Für das Dressing eine ⅓ Tasse Olivenöl mit Senf, Honig und Zitronensaft verquirlen.

6. Den Rosenkohl und die Rote Bete mit dem Dressing vermengen. Den Rosenkohl, die Rote Bete und die in Scheiben geschnittene Zwiebel auf Salattellern anrichten und warm servieren.

Für 4 Personen

Leichter Griechischer Salat

Avocado, sonnengetrocknete Tomaten und Artischocken zusammen mit knackigen Zwiebeln und Paprika ergeben einen sättigenden Salat voller Geschmack - eine schöne Abwandlung eines klassischen griechischen Salats. Die besten Ergebnisse erzielen Sie mit dem frischesten Gemüse, das Sie bekommen können.

- 2 Esslöffel Balsamico-Essig
- 3 Esslöffel Olivenöl
- 1 Teelöffel griechisches Gewürz
- 1 reife Avocado
- 1 grüne Paprika, in Scheiben geschnitten
- ¼ mittelgroße rote Zwiebel, in Scheiben geschnitten
- 1 Tasse schwarze Oliven, entkernt und halbiert
- 2 Tomaten, in mundgerechte Stücke geschnitten
- ½ Salatgurke, halbiert und in Scheiben geschnitten
- ⅛ Tasse sonnengetrocknete Tomaten in Olivenöl verpackt
- ⅛ Tasse Artischockenherzen
- Frisch gemahlener schwarzer Pfeffer, zum Abschmecken

1. Balsamico-Essig, Olivenöl und griechische Gewürze verquirlen.

2. Die restlichen Zutaten mit dem Dressing vermischen. Mit frisch gemahlenem schwarzen Pfeffer würzen.

3. Vor dem Servieren 30 Minuten lang zugedeckt im Kühlschrank abkühlen lassen.

Für 2 Personen

Salat aus Rucola, Prosciutto und Cantaloupe

Prosciutto passt perfekt zur Melone und bringt den salzigen, pikanten Geschmack des Schinkens und die Süße der Melone zur Geltung. Der Rucola gibt einen schönen würzigen Kontrast und die Walnüsse sorgen für ein wenig Knackigkeit. Dieser Salat schmeckt am besten im Sommer, wenn man eine frische Melone zum richtigen Zeitpunkt pflücken kann.

- 4 Tassen Rucola, lose verpackt
- 6 Scheiben Prosciutto von guter Qualität, in ½-Zoll-Streifen geschnitten
- ½ Cantaloupe, entkernt und ohne Schale, in ½-Zoll-Würfel geschnitten
- 1 Tasse Walnüsse, grob zerkleinert
- Frisch gemahlener schwarzer Pfeffer, zum Abschmecken
- Olivenöl, nach Geschmack

1. Den Rucola auf vier Teller verteilen.

2. Rucola mit Prosciutto, Cantaloupe und Walnüssen belegen. Mit frisch gemahlenem schwarzen Pfeffer würzen.

3. Etwas Olivenöl über jeden Salat träufeln.

Für 4 Personen

Salat mit Krabben und Mango

Krabben sind eine gute Quelle für Eiweiß und Omega-3-Fettsäuren. Die Mango verleiht dem Salat eine schöne süß-saure Komponente. Ein Bissen von diesem Salat und Sie werden sich auf einer Insel in der Karibik wähnen - vor allem, wenn Sie ihn an einem schönen sonnigen Tag draußen essen können.

- 4 Tassen gemischtes Blattgemüse
- ¼ Tasse frisches, gekochtes Krabbenfleisch, von den Schalen befreit
- 1 Mango, geschält und gewürfelt
- ½ Salatgurke, geschält und in dünne Scheiben geschnitten

- Saft von 2 Limetten
- 1 Esslöffel frische Minze, grob zerkleinert
- 2 Teelöffel Olivenöl
- Frisch gemahlener schwarzer Pfeffer, zum Abschmecken

1. Den gemischten Salat auf zwei Teller verteilen.

2. Die restlichen Zutaten in einer Schüssel vermengen. Mit frisch gemahlenem schwarzen Pfeffer würzen.

3. Den Krabbensalat auf die beiden Teller verteilen und in der Mitte des Salats anhäufen.

Für 2 Personen

SUPPEN UND EINTÖPFE

Kalte Grüne Suppe

Für die Zubereitung dieser Suppe braucht man nichts weiter als einen Mixer oder eine Küchenmaschine. Die Avocado verleiht dieser ansonsten recht leichten Suppe einen schönen Hauch von Reichhaltigkeit. Die Zutatenliste liest sich wie eine Liste mit gesunden und nährstoffreichen Vorschlägen, und die einfache Zubereitung macht sie zu einer willkommenen Ergänzung Ihrer Suppenrezepte.

- ½ Pfund Spargel, in 2-Zoll-Stücke geschnitten
- 2 Tassen kaltes Wasser
- ¼ Pfund Spinat, Stiele entfernt
- 4 grüne Zwiebeln, gewürfelt
- 1 große Gurke, geschält und gewürfelt
- 1 Avocado, gewürfelt
- 2 Esslöffel Zitronensaft
- ¼ Tasse frische Minzblätter
- Frisch gemahlener schwarzer Pfeffer, zum Abschmecken

1. Den Spargel mit ½ Tasse Wasser in einen Mixer geben und pürieren, bis er glatt ist.

2. Den Spinat, die Frühlingszwiebeln, die Gurke und eine weitere ½ Tasse Wasser hinzufügen. Erneut pürieren, bis alles glatt ist.

3. Die Avocado, den Zitronensaft und die Minze hinzufügen und mit dem restlichen Wasser erneut pürieren. Mit Pfeffer abschmecken. Sofort servieren.

Für 4 Personen

Cremiger Pilzeintopf

Dieser Eintopf ist nicht nur schmackhaft, sondern auch außergewöhnlich sättigend. Die Kokosmilch verleiht dem Eintopf ein gutes Gewicht, und die Portobello-Pilze und die weißen Champignons in Kombination mit dem Öl sorgen für einen Geschmack, den Sie so schnell nicht vergessen werden. Dieses Gericht kann als eigenständige Mahlzeit oder mit einer kleinen Beilage serviert werden.

- 1 Pfund Portobello-Pilze und weiße Champignons, Stiele entfernt und gehackt
- 2 Esslöffel Oliven- oder Kokosnussöl
- 2 Zwiebeln, gewürfelt
- 4 Knoblauchzehen, gehackt

- Frisch gemahlener schwarzer Pfeffer, zum Abschmecken
- ¼ Tasse Bio-Rotwein
- ½ Tasse Kokosnussmilch
- Eine Handvoll frischer Thymian, Blätter gepflückt
- 2 grüne Zwiebeln, gewürfelt

1. Alle Pilze abspülen und trocken tupfen.

2. Eine große Pfanne auf mittlerer Stufe erhitzen. Das Öl erhitzen. Die Zwiebeln und den Knoblauch hineingeben. Kochen, bis sie anfangen, braun zu werden, etwa 7 Minuten.

3. Die Champignons dazugeben und mit gemahlenem schwarzen Pfeffer abschmecken. Nach ein paar Minuten Garzeit werden Sie feststellen, dass die Pilze Feuchtigkeit abgeben. Weiter kochen, bis diese Feuchtigkeit vollständig verdunstet ist.

4. Den Wein und die Kokosmilch dazugeben und gut vermischen, damit sich der Geschmack gleichmäßig verteilt.

5. Den Eintopf einige Minuten köcheln lassen und dann die Thymianblätter und die Frühlingszwiebeln hinzugeben. Auf kleiner Flamme köcheln lassen, bis er eindickt. Sofort servieren.

Für 4 Personen

Suppe mit Huhn und Süßkartoffeln

Diese köstliche Suppe ist eine einzigartige Abwandlung der Hühnersuppe. Mit vielen Kräutern und Gewürzen und herzhaften Süßkartoffeln wird dieser gesunde Hühnereintopf Sie begeistern.

- 2 Esslöffel Oliven- oder Kokosnussöl
- 1 kleine Zwiebel, gewürfelt
- 2 Knoblauchzehen, gehackt
- 1 mittelgroße Karotte, fein gewürfelt
- 1 Teelöffel Thymian
- ½ Teelöffel Oregano
- 2 Pfund entbeinte, hautlose Hähnchenschenkel
- Frisch gemahlener schwarzer Pfeffer, zum Abschmecken

- 4 Tassen hausgemachte Hühnerbrühe
- 6 Tassen Wasser
- 1 Lorbeerblatt
- 1 Jalapeño, gewürfelt
- 1 große Süßkartoffel, geschält und gewürfelt
- 1 Bund Mangold, Blätter zerkleinert und Stiele in Scheiben geschnitten
- 1 Bund Frühlingszwiebeln, gewürfelt
- Saft von 1 Zitrone

1. Einen großen holländischen Ofen auf mittlerer bis hoher Stufe erhitzen. Öl, Zwiebel, Knoblauch, Karotten, Thymian und Oregano hineingeben und kochen, bis die Zwiebel weich und leicht glasig ist, etwa 8 Minuten.

2. Hähnchenschenkel in Scheiben schneiden und nach Belieben mit Pfeffer würzen. Hähnchen in den Topf geben und weitere 10 Minuten kochen, dabei gelegentlich umrühren.

3. Die Hitze auf mittlere Stufe reduzieren, Hühnerbrühe, 6 Tassen Wasser, Lorbeerblatt, Jalapeño, Süßkartoffel, Mangold und Frühlingszwiebeln hinzufügen und 20 Minuten köcheln lassen. Mit frisch gemahlenem schwarzen Pfeffer würzen.

4. Den Zitronensaft hinzufügen und sofort servieren.

Für 6 Personen

Klassische Kürbissuppe

Dieses klassische und einfache Rezept kombiniert Süßkartoffeln und Kürbis zu einer köstlichen und etwas ungewöhnlichen Suppe. Lassen Sie sich von der Einfachheit der Zutaten nicht täuschen - die Suppe strotzt nur so vor Geschmack und eignet sich hervorragend für einen gemütlichen Herbstnachmittag. Fügen Sie einen Hauch von Zimt oder Muskatnuss hinzu, um die Suppe noch ein wenig zu würzen.

- 2 Esslöffel Oliven- oder Kokosnussöl
- 1 Zwiebel, gewürfelt
- 1 gehackter Knoblauch
- 1½ Pfund Kürbisfruchtfleisch, grob zerkleinert
- 2 mittelgroße Süßkartoffeln, geschält und grob gewürfelt
- Frisch gemahlener schwarzer Pfeffer, zum Abschmecken
- 4 Tassen Hühnerbrühe
- 1 Tasse Kokosnussmilch in Dosen

1. Das Speiseöl in einen großen Topf geben und die Zwiebeln darin dünsten, bis sie weich sind. Knoblauch hinzugeben und köcheln lassen, bis man das Aroma zu riechen beginnt.

2. Gehackten Kürbis und Süßkartoffeln hinzufügen und einige Minuten kochen lassen. Mit frisch gemahlenem schwarzen Pfeffer würzen.

3. Die Brühe hinzugeben. Zum Kochen bringen und ca. 25 Minuten köcheln lassen, bis die Süßkartoffeln und der Kürbis weich sind.

4. Die Kokosmilch einrühren.

5. Mit einem Extra-Schuss Kokosmilch servieren.

Für 4 Personen

Rote-Bete-Suppe

Diese Suppe ist eine großartige Idee zu Halloween, denn sie hat eine leuchtend rote Farbe, die sehr stark an Blut erinnert. Sie ist sehr einfach und leicht zuzubereiten und eignet sich hervorragend für eine Halloween-Party oder eine kalte Oktobernacht.

- 3 Esslöffel Oliven- oder Kokosnussöl
- 1 mittelgroße Zwiebel, gewürfelt
- 2 Knoblauchzehen, gehackt
- 6 mittelgroße Rüben, geschrubbt, geschält und gewürfelt
- 2 Tassen Hühnerbrühe
- Frisch gemahlener schwarzer Pfeffer, zum Abschmecken

1. In einer großen Pfanne das Öl erhitzen und die Zwiebel und den Knoblauch unter Rühren etwa 5 Minuten lang weich dünsten. Die gehackten Rüben hinzufügen und eine weitere Minute kochen.

2. Die Hühnerbrühe einrühren und mit frisch gemahlenem Pfeffer würzen. Zum Kochen bringen und dann etwa 25 Minuten köcheln lassen, bis die Rübenwürfel weich sind.

Für 4 Personen

Paleo-Pilzcremesuppe

Diese köstliche Cremesuppe erhält ihre Textur durch die Avocado. Sie ist eine sättigende und geschmackvolle Suppe, die sich hervorragend als Vorspeise für ein Paleo-Abendessen eignet, aber auch als leichte Mahlzeit mit einem grünen Salat serviert werden kann.

- 2 reife Avocados
- Saft von 1 Zitrone
- 2 Knoblauchzehen, gehackt
- 2 Tassen Wasser
- 1 Esslöffel Oliven- oder Kokosnussöl
- 1 Champignon, in Scheiben geschnitten

- 1 rote Paprika, gewürfelt
- ½ kleine Zwiebel, gewürfelt
- 2 Tomaten, entkernt und gewürfelt
- Frisches gehacktes Basilikum, zum Garnieren
- Frisch gemahlener schwarzer Pfeffer, zum Abschmecken

---

1. Avocado, Zitronensaft, Knoblauch und 2 Tassen Wasser in einer Küchenmaschine mixen. Beiseite stellen.

2. In der Zwischenzeit einen mittelgroßen Topf mit hohem Rand bei mittlerer bis hoher Hitze erhitzen. Das Öl hinzufügen.

3. Champignons, Paprika, Zwiebeln und Tomaten anbraten, bis sie anfangen, weich zu werden.

4. Die pürierte Avocadomischung hinzufügen und köcheln lassen, bis sie durchgewärmt ist. Mit Basilikum und frisch gemahlenem schwarzen Pfeffer würzen. Sofort servieren.

Für 4 Personen

Cremige Spargelsuppe

Suppen sind erstaunlich sättigend und enthalten in der Regel auch viele Nährstoffe. Spargel hat einen frischen, leicht säuerlichen Geschmack, der gut mit der Sahne in dieser Suppe harmoniert. Spargel ist das ganze Jahr über erhältlich, aber im Frühjahr ist er am besten. Achten Sie auf hellgrüne Stangen mit geschlossenen Spitzen. Offene Spitzen bedeuten, dass der Spargel alt ist.

- 2 Esslöffel Oliven- oder Kokosnussöl
- ¼ Tasse fein gehackte Schalotten
- 1 Pfund Spargel, gedämpft
- Frisch gemahlener schwarzer Pfeffer, zum Abschmecken

- 2 Tassen Hühnerbrühe, vorzugsweise hausgemacht
- 1 Tasse Kokosnussmilch mit vollem Fettgehalt
- 1 Esslöffel Bio-Weißwein

1. Das Öl in einem großen Topf erhitzen und die Schalotten 5 Minuten lang anbraten, bis sie weich sind. Die Schalotten und den gedünsteten Spargel in einen Mixer oder eine Küchenmaschine geben und glatt pürieren. Mit frisch gemahlenem schwarzen Pfeffer würzen.

2. Das Spargelpüree zurück in den Topf geben, die restlichen Zutaten hinzufügen und zum Kochen bringen. 20 Minuten köcheln lassen und servieren.

Für 4 Personen

Geräucherte Kürbissuppe

Die meisten Kürbissuppen sind etwas süß, aber diese hier hat einen tiefen, rauchigen Geschmack und ein wenig Schärfe. Servieren Sie sie an einem kühlen Herbsttag, um sich sofort aufzuwärmen.

- 1 Esslöffel Oliven- oder Kokosnussöl
- ½ Tasse gewürfelt
- 2 Streifen ungehärteter, nitratfreier Speck, gewürfelt
- 1 kleine Dose grüne Chilis

- 1 Tasse pürierter Kürbis
- 2 Tassen Hühnerbrühe
- ½ Tasse Kokosnussmilch mit vollem Fettgehalt
- ½ Teelöffel Chipotle-Chili-Pulver
- Frisch gemahlener schwarzer Pfeffer, zum Abschmecken

1. Das Öl in einem großen Topf erhitzen, die Zwiebeln und den Speck hinzufügen und unter häufigem Rühren weich dünsten. Zwiebeln und Speck zusammen mit den Chilis aus der Dose in einen Mixer geben. Pürieren, bis die Masse glatt ist.

2. Die pürierte Mischung mit den restlichen Zutaten im Topf vermischen und mit frisch gemahlenem schwarzen Pfeffer würzen. Zum Köcheln bringen, aber nicht kochen.

3. Kochend heiß servieren.

Für 4 Personen

HAUPTGERICHTE

Eingewickeltes Roastbeef mit Senf und Meerrettich

Der Prozess des Bratens von Fleisch kann für manche einschüchternd sein, aber dieses sehr einfache Rezept hat nur wenige Anweisungen und enthält Zutaten, die Sie wahrscheinlich schon zur Hand haben. Ein Besuch bei Ihrem Metzger für ein ausgesuchtes Stück frisches Rindfleisch wird einen großen Unterschied machen, und die Kombination aus Meerrettich und Senf ist großartig.

- ¼ Tasse Oliven- oder Kokosnussöl
- 3 Knoblauchzehen, gehackt
- 1 Esslöffel Dijon-Senf
- 1 Esslöffel Meerrettich
- Frisch gemahlener schwarzer Pfeffer, zum Abschmecken

- 3½ Pfund Roastbeef aus Grasfütterung mit Lende
- 6 Scheiben ungehärteter, nitratfreier Speck
- ¾ Tasse Bio-Rotwein
- 1¾ Tassen Rinderbrühe

1. Den Ofen auf 400 Grad vorheizen.

2. Öl, Knoblauch, Senf und Meerrettich in einer kleinen Schüssel vermischen. Verrühren, bis alles glatt ist. Mit frisch gemahlenem schwarzen Pfeffer würzen.

3. Reiben Sie den Braten vollständig mit der Mischung ein.

4. Legen Sie den Speck flach aus, so dass sich die Scheiben etwas überlappen. Legen Sie den Braten auf den Speck. Wickeln Sie die Stücke um den Braten. Bei Bedarf den Speck mit Zahnstochern fixieren.

5. Den Braten in einen Bräter legen und 20 Minuten garen. Wein und Brühe in den Bratentopf geben und die Hitze auf 350 Grad F einstellen.

6. Eine Stunde lang rösten, aus dem Ofen nehmen und vor dem Servieren ruhen lassen.

Für 4 Personen

Rinderbraten mit Thymian, Knoblauch und Bio-Rotwein

Dieses Rezept ist zwar einfach zuzubereiten, erfordert aber eine gewisse Kochzeit, daher sollten Sie frühzeitig damit beginnen. Beim Einkauf des Fleisches sollten Sie keine Abstriche machen - das Lendenstück wird wegen des marmorierten Fetts verwendet, das die Hauptquelle des Geschmacks ist und eine gesunde Energiequelle darstellt.

- ½ Tasse Oliven- oder Kokosnussöl, aufgeteilt
- 4 Pfund grasgefütterter Lendenbraten
- 3 Esslöffel Worcestershire-Sauce
- ¾ Tasse Bio-Rotwein
- 3 Knoblauchzehen, gehackt
- Frisch gemahlener schwarzer Pfeffer, zum Abschmecken
- 3 Zweige frischer Thymian

1. Den Backofen auf 400 Grad F vorheizen.

2. Den Braten in einen großen Bräter legen, zusammen mit dem Öl, das zum Anbraten verwendet wurde. Großzügig das restliche Öl über den Braten geben, dann die Worcestershire-Sauce und den Rotwein. Den Knoblauch über das Fleisch streuen und mit Pfeffer abschmecken. Mit den Thymianzweigen garnieren.

3. Im Ofen 50 bis 60 Minuten garen lassen, bis das Fleisch in der Mitte noch leicht rosa ist. Das Fleisch mit dem Bratensaft begießen, damit es schön feucht bleibt.

4. Aus dem Ofen nehmen und vor dem Servieren etwa 10 Minuten ruhen lassen, damit das Fleisch abkühlen kann, bevor es tranchiert wird.

5. Die Thymianzweige entfernen und die Flüssigkeit in der Pfanne als Sauce verwenden.

Für 4 bis 5 Personen

Klassisches Diner Steak und Eier

Zwei Grundpfeiler der Paleo-Diät, Steak und Eier, bilden eine klassische Kombination, die schon seit Jahrhunderten serviert wird. Dies ist ein einfaches Rezept, das man morgens zum Frühstück oder abends als schnelles Abendessen genießen kann. Die Eier können nach Belieben zubereitet werden, obwohl das traditionelle Steak mit Eiern mit Spiegeleiern zubereitet wird.

- 2 Esslöffel Oliven- oder Kokosnussöl
- 1 grasgefüttertes Steakfilet Ihrer Wahl
- Frisch gemahlener schwarzer Pfeffer, zum Abschmecken

- 2 große Eier
- Paprika nach Geschmack

---

1. Eine Pfanne auf mittlerer Stufe erhitzen und 1 Esslöffel Öl erhitzen. Das Steak leicht mit frisch gemahlenem schwarzen Pfeffer würzen.

2. Braten Sie das Steak auf die von Ihnen gewünschte Temperatur. Etwa 3 Minuten auf jeder Seite reichen in der Regel für ein medium-rare Steak.

3. Das Steak herausnehmen, beiseite stellen und die Temperatur auf mittlere bis niedrige Stufe reduzieren. Das restliche Öl hinzugeben.

4. Die Eier in der heißen Pfanne aufschlagen, abdecken und nach Belieben zubereiten. Mit frisch gemahlenem schwarzen Pfeffer und Paprika würzen. Sofort mit dem Steak servieren.

Für 1 Person

Rinderrippenbraten mit Grüner Pfeffersoße

Wenn Sie das nächste Mal für Gäste kochen, ist ein Rippenbraten ein köstliches, saftiges Gericht, von dem sie noch jahrelang schwärmen werden. Bei dieser Garmethode entsteht ein erstaunlicher Saft, der dann zur Herstellung einer unvergesslichen Pfeffersauce verwendet wird.

- 1 (6 Pfund) Rinderrippenbraten aus Weidehaltung
- 1 mittelgroße Zwiebel, gewürfelt
- 3 Knoblauchzehen, gehackt
- 1 mittelgroße Karotte, in Scheiben geschnitten
- Eine Prise getrockneter Thymian
- 2 Esslöffel Oliven- oder Kokosnussöl plus weitere nach Bedarf

- Frisch gemahlener schwarzer Pfeffer, zum Abschmecken
- ½ Tasse Bio-Rotwein
- 1 Tasse Rinderbrühe
- 2 Esslöffel grüne Pfefferkörner

1. Den Ofen auf 400 Grad vorheizen.

2. Schneiden Sie einen Teil des überschüssigen Fetts von den Rippenspitzen und dem Braten selbst ab. Dieses Fett wird für die Zubereitung der Sauce verwendet.

3. Das abgeschnittene Fett in einen Bräter geben und die Zwiebel, den Knoblauch, die Karotte und den Thymian hinzufügen.

4. Eine großzügige Menge Oliven- oder Kokosnussöl hinzufügen. Die Pfanne in den Ofen schieben und etwa 20 Minuten lang rösten, bis sie goldbraun sind.

5. Die Pfanne aus dem Ofen nehmen, den Braten auf das Gemüse und die Fettstücke legen und mit Pfeffer und noch etwas Thymian würzen. Mehr Öl hinzugeben.

6. Die Pfanne mit dem Braten wieder in den Ofen schieben und 45 Minuten lang braten.

7. Die Ofentemperatur auf 350 Grad F senken und weitere 45 Minuten garen, bis der Braten mittelmäßig durchgebraten ist.

8. Die Pfanne aus dem Ofen nehmen und den Braten herausnehmen. Den Braten mit einem Stück Pergament- oder Alufolie bedeckt für etwa 15 Minuten beiseite stellen.

9. Den Bratentopf auf den Herd stellen und mit Rotwein ablöschen. Dabei die Pfanne mit einem Holzlöffel gut auskratzen. Aufkochen und die Flüssigkeit auf ein Drittel reduzieren. Rinderbrühe hinzugeben und weitere 5 Minuten kochen lassen.

10. Die grünen Pfefferkörner hinzufügen und mit einer Gabel zerdrücken. Mit frisch gemahlenem schwarzen Pfeffer würzen.

11. Sofort mit den Scheiben des Rippenbratens servieren.

Für 8 bis 10 Personen

Höhlenmensch-Hühnchen-Nuggets

Suchen Sie nach einer Paleo-Mahlzeit, um Ihre jüngsten Höhlenmenschen zu verführen? Diese leckeren Chicken Nuggets enthalten viel Eiweiß, aber kein Natrium und keine Konservierungsstoffe, wie sie in handelsüblichen Chicken Nuggets vorkommen. Sie sind sogar so gut, dass Sie mit Ihren Kindern um sie kämpfen müssen. Machen Sie ein paar mehr und frieren Sie sie für ein einfaches Mittagessen ein.

- 2 große Eiweiß
- ½ Teelöffel Knoblauchpulver
- ½ Teelöffel Thymian
- ½ Teelöffel Rosmarin

- 1 Tasse Mandelmehl
- ½ Tasse Pekannüsse, fein gehackt
- Frisch gemahlener schwarzer Pfeffer, zum Abschmecken
- 1 Pfund Hühnerbrust ohne Knochen und ohne Haut, in 1½-Zoll-Würfel geschnitten

1. Den Ofen auf 375 Grad vorheizen.

2. Den Eischnee in eine flache Schüssel geben. Die trockenen Zutaten und die Gewürze in einer anderen flachen Schüssel mischen.

3. Die Hähnchenteile leicht würzen und die Würfel erst in das Eiweiß und dann in die Panade tauchen, so dass sie gut bedeckt sind. Die Hähnchen-Nuggets auf ein Backblech legen und 20 bis 25 Minuten backen. Sofort servieren.

Für 4 Personen

Langsam Geschmortes Huhn mit Süßkartoffeln und Fenchel

Wenn Sie sich ernsthaft mit der Paleo-Diät beschäftigen, sollten Sie die Technik des Schmorens erlernen, bei der Fleisch in Flüssigkeit gegart wird, um es zart zu machen. In diesem Rezept werden Süßkartoffeln mit Fenchel gepaart. Fenchel hat roh einen herben, lakritzartigen Geschmack, wird aber durch langsames Garen weich und süß.

- 2 Esslöffel Oliven- oder Kokosnussöl
- 1 ganzes Huhn, in 8 Stücke geschnitten
- 1 Teelöffel Knoblauchpulver
- ¼ Tasse Schalotten, gehackt
- 1 Tasse Süßkartoffeln, geschält und gewürfelt

- 1 Tasse Fenchelknolle, geschält, entkernt und in Scheiben geschnitten
- 1 Tasse Hühnerbrühe
- ½ Teelöffel Thymian
- Frisch gemahlener schwarzer Pfeffer, zum Abschmecken

1. Das Öl in einer großen Pfanne erhitzen und das Hähnchen darin anbraten. Den Knoblauch und die Schalotten hinzufügen und braten, bis sie weich sind.

2. Süßkartoffeln und Fenchel hinzufügen und weitere 5 Minuten kochen.

3. Die Hitze auf mittlere bis niedrige Stufe stellen und die Hühnerbrühe und die Gewürze hinzufügen. Den Topf mit einem Deckel abdecken und 40 Minuten bis 1 Stunde kochen lassen. Den Deckel abnehmen und weitere 10 Minuten köcheln lassen, um die Flüssigkeit zu reduzieren.

4. Sofort servieren.

Für 4 Personen

Knuspriges Pekannuss-Hühnchen

Vergessen Sie panierte Hühnerbrüste! Pekan-Hähnchen ist unendlich viel besser, mit einer süßen und knusprigen Kruste, die die ganze Familie lieben wird. Dieses Rezept ist einfach genug für einen Abend in der Woche, aber elegant genug für ein besonderes Abendessen. Servieren Sie es mit gebratenem Spargel oder Rosenkohl, um ein gesundes Gericht zu erhalten, das in Zukunft regelmäßig auf Ihrem Speiseplan stehen wird.

- 4 Esslöffel Oliven- oder Kokosnussöl
- 2 Esslöffel Honig
- 1 Tasse Mandelmehl
- ½ Tasse Pekannüsse, fein gehackt
- ½ Teelöffel Thymian
- ½ Teelöffel Rosmarin
- 4 Hühnerbrüste ohne Knochen und ohne Haut
- Frisch gemahlener schwarzer Pfeffer, zum Abschmecken

1. Den Ofen auf 350 Grad vorheizen.

2. Öl und Honig in einer flachen Schüssel verrühren und beiseite stellen. Mandelmehl, Pekannüsse, Thymian und Rosmarin in einer weiteren flachen Schüssel mischen.

3. Das Huhn mit frisch gemahlenem schwarzen Pfeffer würzen.

4. Tauchen Sie das Hähnchen in die Öl-Honig-Mischung und anschließend in die Pekannussmischung, so dass jedes Stück gut bedeckt ist.

5. Das Hähnchen in eine Auflaufform legen und 30 bis 45 Minuten backen, bis es goldbraun und durchgebraten ist.

6. Sofort servieren.

Für 4 Personen

Gegrilltes Hähnchen mit Limette

Dieses Hähnchen ist köstlich als Einzelgericht oder als Grundlage für einen Taco-Salat. Die Limettenmarinade macht das Hähnchen zart und verleiht ihm Geschmack, aber für den besten Effekt sollten Sie es mindestens 12 Stunden ziehen lassen.

- 4 Hühnerbrüste ohne Knochen und ohne Haut
- Saft und Schale von 3 Limetten
- 1 Esslöffel Honig
- 1 Teelöffel frischer Ingwer, gehackt

- 1 Jalapeño-Pfeffer, gehackt
- ¼ Tasse Zwiebel, fein gehackt
- Frisch gemahlener schwarzer Pfeffer, zum Abschmecken

1. Die Hähnchenbrüste in eine flache Schale legen. Die restlichen Zutaten mischen und über die Hähnchenbrüste gießen. Abdecken und für mehrere Stunden oder über Nacht in den Kühlschrank stellen.

2. Den Grill vorheizen. Die Hähnchenbrüste abtropfen lassen und 10 bis 15 Minuten lang grillen, dabei nach der Hälfte der Garzeit wenden, bis der Saft klar herausläuft.

Für 4 Personen

Mediterrane Frikadellen mit Minzpesto

Dies ist eine Variation der traditionellen italienischen Fleischbällchen, die Sie lieben werden. Die Zucchini-"Nudeln" nehmen die Aromen des Minzpestos gut auf und ergänzen den herzhaften Geschmack der Fleischbällchen.

Minz-Pesto:

- 1 großer Strauß frischer Minzblätter
- ¼ Tasse Walnüsse
- ½ Tasse Olivenöl
- Saft und Schale von 1 Zitrone
- Frisch gemahlener schwarzer Pfeffer, zum Abschmecken

Frikadellen:

- 1 Pfund Lammhackfleisch
- 1 Teelöffel Knoblauchpulver
- 1 Teelöffel getrockneter Oregano
- 1 großes Ei, verquirlt

Nudeln:

- 2 große Zucchini
- 1 Esslöffel Olivenöl
- 2 Knoblauchzehen, gehackt

1. Für das Pesto alle Zutaten in eine Küchenmaschine geben und zu einer glatten Masse verarbeiten. Beiseite stellen.

2. Den Ofen auf 350 Grad vorheizen. Für die Fleischbällchen das Lammfleisch mit den Gewürzen und dem Ei in einer großen Schüssel vermischen, dabei darauf achten, dass es nicht zu sehr vermischt wird. Mit Pfeffer würzen. Die Masse zu golfballgroßen Fleischbällchen formen und auf ein mit Pergamentpapier ausgelegtes Backblech legen. Etwa 25 Minuten lang backen.

3. Während die Fleischbällchen backen, die Zucchininudeln zubereiten, indem die Zucchini der Länge nach in hauchdünne Nudeln geschnitten werden. Eine Pfanne bei mittlerer Hitze erhitzen und den Knoblauch 1 Minute lang in dem Öl anbraten. Die Zucchini hinzufügen und so lange kochen, bis sie weich sind und die gleiche Konsistenz wie Nudeln haben.

4. Zum Servieren die Zucchini mit den Fleischbällchen und dem Pesto anrichten und nach Belieben mit frischer Minze garnieren.

Für 4 Personen

Lammkoteletts mit Minzsauce

Lammkoteletts haben einen unverwechselbaren Geschmack und eine reichhaltige, saftige Textur, die mit nichts anderem vergleichbar ist. Sie können Lammkoteletts im Frühjahr - oder zu jeder anderen Jahreszeit - als Ersatz für Schinken verwenden.

- 4 Lammkoteletts
- ½ Tasse Hühnerbrühe
- 1 Teelöffel frischer Ingwer, gehackt
- 1 Teelöffel Knoblauch, gehackt

- ⅛ Tasse Apfelessig
- ½ Tasse Minzblätter, fein gehackt
- Frisch gemahlener schwarzer Pfeffer, zum Abschmecken

1. Den Grill vorheizen. Die Lammkoteletts 8 bis 10 Minuten lang grillen und nach der Hälfte der Garzeit wenden.

2. Die restlichen Zutaten in einem Topf mischen und kochen, bis sie durch sind. Als Beilage zu den Lammkoteletts servieren.

Für 4 Personen

Lammkeule

Lammfleisch wird typischerweise im Frühling um Ostern herum serviert, aber eigentlich ist es ein Gericht, das nicht auf ein Fest warten muss, um genossen zu werden. Mit nur wenigen Zutaten können Sie dieses köstliche Gericht jederzeit genießen und trotzdem Ihre Diät einhalten!

- 3 bis 4 Pfund Lammkeule
- 1 Knoblauchknolle, getrennt und geschält
- 2 Esslöffel frischer Thymian, gehackt
- Frisch gemahlener schwarzer Pfeffer, zum Abschmecken

1. Den Ofen auf 325 Grad vorheizen. Die Knoblauchzehen schälen und in die Lammkeule drücken. Die Lammkeule mit Thymian einreiben und leicht mit Pfeffer würzen.

2. Etwa 25 Minuten pro Pfund braten, wenn das Fleisch medium-rare sein soll, oder länger, wenn gewünscht. Vor dem Servieren 10 bis 15 Minuten ruhen lassen.

Für 6 bis 8 Personen

Schweinekoteletts mit Nektarinen und Zwiebeln

Äpfel werden häufig mit Schweinefleisch kombiniert, aber auch andere Früchte können eine gute Figur machen, wie die Nektarinen in diesem Rezept. Probieren Sie das Rezept auch mit anderen Früchten aus, z. B. mit Weintrauben oder Beeren.

- 3 Nektarinen, entkernt und in Stücke geschnitten
- 1 große Zwiebel, in Viertel geschnitten
- 2 Esslöffel Oliven- oder Kokosnussöl
- Frisch gemahlener schwarzer Pfeffer, zum Abschmecken

- 6 Schweinekoteletts mit Knochen
- Saft von 1 Zitrone
- 1 Esslöffel Dijon-Senf
- 1 kleiner Strauß frische Minze, gehackt

1. Die Nektarine und die Zwiebel in einer Schüssel mit dem Öl vermengen und die Mischung mit frisch gemahlenem schwarzen Pfeffer würzen.

2. Eine große Pfanne bei mittlerer Hitze erhitzen, die Nektarinen- und Zwiebelmischung hineingeben und unter häufigem Rühren kochen, bis die Nektarinenstücke weich geworden sind, etwa 8 Minuten.

3. Zum Abkühlen beiseite stellen. Die Pfanne zum Braten der Schweinekoteletts sauber wischen.

4. Die Schweinekoteletts auf beiden Seiten mit zusätzlichem Öl einreiben und mit Pfeffer würzen. Die Pfanne wieder auf mittlerer Stufe erhitzen. Die Koteletts in die heiße Pfanne geben und ca. 3 Minuten pro Seite oder bis sie durchgebraten sind, braten.

5. Wenn die Schweinekoteletts gar sind, die gekochten Nektarinen- und Zwiebelviertel in ¼-Zoll dicke Scheiben schneiden. Die Scheiben wieder in die Schüssel mit dem Saft geben.

6. Den Zitronensaft, den Senf und die gehackte Minze unter die Nektarinen-Zwiebel-Mischung mischen.

7. Die gekochten Schweinekoteletts mit der Nektarinenmischung servieren.

Für 6 Personen

Würstchen mit Pastinakenpüree und Champignons

Pommes frites und Kartoffelpüree sind ein typisch englisches Gericht, aber man muss nicht unbedingt zu viele Kartoffeln essen, um in den Genuss eines appetitlichen Pürees zu kommen. Süßkartoffeln oder Pastinaken sind ein perfekter Ersatz. Dieses Gericht enthält mehr Kohlenhydrate als die meisten Paleo-Rezepte, aber sie stammen aus einer natürlichen Quelle und in einer angemessenen Menge, so dass dies kein Problem darstellt. Dieses Gericht eignet sich besonders gut als Mahlzeit nach dem Training oder wenn Sie schnell Energie für den Tag brauchen.

- 2 Pfund Pastinaken, grob gehackt
- 5 Esslöffel Oliven- oder Kokosnussöl, aufgeteilt
- ½ Tasse Kokosnussmilch
- Eine Prise Muskatnuss
- Frisch gemahlener schwarzer Pfeffer, zum Abschmecken

- 12 große Würste aus Rind- oder Schweinefleisch von guter Qualität
- 1 Pfund Champignons
- 2 Knoblauchzehen, gehackt
- 2 Esslöffel Oregano, grob gehackt

1. Die Pastinaken etwa 15 Minuten kochen, bis sie weich sind.

2. Das Wasser abgießen und 2 Esslöffel Öl, Kokosmilch, eine Prise Muskatnuss und Pfeffer hinzufügen. Mit einem Kartoffelstampfer gut zerdrücken. Im zugedeckten Topf aufbewahren, damit sie warm bleiben.

3. Eine große Pfanne bei mittlerer Hitze erhitzen und die Würstchen mit 1 Esslöffel Öl etwa 15 Minuten braten, dabei gelegentlich wenden.

4. Die Würste beiseite stellen und die Pilze mit dem Knoblauch und dem restlichen Öl in die bereits heiße Pfanne geben. Etwa 5 Minuten braten, bis sie gut gebräunt sind, dann den Oregano hinzufügen.

5. Das Pastinakenpüree mit den Würstchen, den Pilzen und dem Bratenfett servieren.

Für 6 Personen

Schweinefleischmedaillons mit Getrockneten Kirschen

Schweinemedaillons sind einfach Schweinefilets, die in 3-Zoll-Scheiben geschnitten wurden. Sie sind schnell zubereitet und eignen sich hervorragend für die Paleo-Diät. Für dieses Rezept braten Sie die Medaillons an und stellen dann eine schnelle Reduktion oder Sauce her. Ein köstliches Abendessen in weniger als 25 Minuten.

- 2 Esslöffel Olivenöl
- 2 Pfund Schweinelende, in Medaillons geschnitten
- Frisch gemahlener schwarzer Pfeffer, zum Abschmecken
- 1 Teelöffel Knoblauch, gehackt
- ½ Tasse Hühnerbrühe
- ½ Tasse Bio-Weißwein
- 1 Teelöffel Thymian
- ½ Tasse getrocknete Kirschen

---

1. Das Olivenöl in einer großen Pfanne bei mittlerer bis hoher Hitze erhitzen. Wenn es ziemlich heiß ist, aber nicht raucht, die Schweinemedaillons hineingeben. 6 bis 10 Minuten braten, nach der Hälfte der Garzeit wenden, bis sie gut gebräunt sind. Die Medaillons mit Pfeffer bestreuen und den gehackten Knoblauch hinzufügen.

2. Die Hühnerbrühe und den Weißwein in die Pfanne gießen. Die Fleischstücke vom Boden der Pfanne abkratzen. Den Thymian hinzugeben. Die Hitze auf mittlere bis niedrige Stufe stellen und 10 bis 20 Minuten köcheln lassen, bis das Fleisch durchgebraten ist und die Sauce leicht reduziert und eingedickt ist.

3. Die getrockneten Kirschen hinzufügen und weitere 2 Minuten kochen.

Für 4 Personen

Schweinekoteletts mit Karamellisierten Äpfeln und Zwiebeln

Äpfel haben schon immer gut zu Schweinefleisch gepasst, vor allem in der Jahreszeit, in der es sie frisch und aus der Region gibt. Wenn Ihnen einfache Schweinekoteletts mit einer Gemüsebeilage nicht mehr zusagen, wird Sie dieses Rezept an die Köstlichkeit von herzhaftem Schweinefleisch und süßen Äpfeln erinnern.

- 4 nicht entbeinte Schweinekoteletts
- Frisch gemahlener schwarzer Pfeffer, zum Abschmecken
- 3 Esslöffel Oliven- oder Kokosnussöl, aufgeteilt
- 2 große Zwiebeln, in dünne Scheiben geschnitten
- 4 Äpfel, in Scheiben geschnitten und entkernt

1. Die Schweinekoteletts nach Belieben mit Pfeffer würzen. Eine große Pfanne bei mittlerer Hitze erhitzen, 2 Esslöffel Öl hineingeben und die Koteletts etwa 5 Minuten auf jeder Seite anbraten oder bis sie gut durchgegart und gebräunt sind.

2. Die Schweinekoteletts beiseite stellen und die Hitze auf mittlere bis niedrige Stufe reduzieren, dann den restlichen Esslöffel Öl sowie die Zwiebel- und Apfelscheiben hinzufügen.

3. Etwa 4 Minuten kochen, bis die Zwiebeln karamellisiert und die Apfelspalten weich sind.

4. Die Koteletts mit dem Apfel-Zwiebel-Belag servieren.

Für 4 Personen

Gegrillter Lachs mit Gegrillten Gemüsen

Lachs ist ein fleischiger Fisch, der sich hervorragend auf dem Grill zubereiten lässt. Achten Sie nur darauf, dass Sie den Grill vorher mit einem Antihaft-Spray einsprühen und versuchen Sie nicht, den Fisch zu wenden, bevor er gar ist. Der Lachs ist gar, wenn er sich fest anfühlt und undurchsichtig ist. Überkochen Sie ihn aber nicht, denn das trocknet ihn aus.

- 4 Lachsfilets
- Frisch gemahlener schwarzer Pfeffer, zum Abschmecken
- Saft und Schale von 1 Zitrone
- 1 Tasse Zucchini, in Scheiben geschnitten

- ½ Tasse rote Paprika, gehackt
- ½ Tasse rote Zwiebel, in Scheiben geschnitten
- ½ Tasse Karotten, in Scheiben geschnitten

1. Den Grill vorheizen. Die Lachsfilets auf den Grill legen und mit Pfeffer, Zitronensaft und -schale bestreuen. 5 bis 8 Minuten garen, nach der Hälfte der Zeit wenden. Auf einen Teller geben.

2. Die restlichen Zutaten in einen Grillkorb legen und mit Kochspray besprühen. 12 bis 15 Minuten garen, oder bis sie weich sind. Häufig umrühren, damit die Zwiebel nicht anbrennt. Vor dem Servieren 5 Minuten ruhen lassen.

Für 4 Personen

Gebackener Weißer Fisch und Mediterraner Salat

In der Paleo-Diät gibt es viel Fisch - er ist gut für Sie, und mit einem milden weißen Fisch gibt es viele Möglichkeiten, ihn zuzubereiten. Jeder milde weiße Fisch, wie Kabeljau oder Tilapia, eignet sich gut für dieses Gericht, aber Sie können verwenden, was Sie haben.

- 2 (6 bis 8 Unzen) weiße Fischfilets Ihrer Wahl
- Saft von 1 Zitrone
- 1 Salatgurke, gewürfelt
- ½ Tasse schwarze Oliven

- 1 Tomate, entkernt und gewürfelt
- 1 rote Zwiebel, in Scheiben geschnitten
- Olivenöl und Rotweinessig, nach Geschmack
- Frisch gemahlener schwarzer Pfeffer, zum Abschmecken

1. Den Ofen auf 350 Grad vorheizen. Ein Backblech leicht mit Kochspray einsprühen. Den Fisch auf das Backblech legen und mit Zitronensaft beträufeln. 10 bis 12 Minuten backen, bis der Fisch mit einer Gabel leicht abblättert.

2. Gurke, Oliven, Tomate und Zwiebel in einer großen Schüssel mischen. Mit Olivenöl und Essig beträufeln, mit Pfeffer würzen. Den Salat auf zwei Teller verteilen.

3. Zum Servieren die gebackenen Filets auf dem Salat anrichten.

Für 2 Personen

Gebratene Forelle mit Grünkohl

Forellen gibt es heutzutage in den meisten guten Fischgeschäften, aber wenn Sie sie selbst fangen können, ist das umso besser! Forelle ist ein ziemlich magerer Fisch. Nitratfreier Speck verleiht diesem Gericht Fett und Geschmack und passt gut zum Grünkohl.

- 2 Streifen ungehärteter, nitratfreier Speck
- 2 Forellenfilets
- 2 Tassen Grünkohl, zerkleinert
- Frisch gemahlener schwarzer Pfeffer, zum Abschmecken
- ½ Teelöffel Dill
- Saft und Schale von 1 Zitrone

1. Den Speck in einer großen Pfanne bei mittlerer Hitze braten. Den Speck auf einen Teller geben und zerbröseln.

2. Die Forellen in den Speckfetten anbraten, bis sie goldbraun, fest und undurchsichtig sind, etwa 7 bis 10 Minuten.

3. Den Fisch auf einen Teller geben und warm halten. Den Grünkohl in der gleichen Pfanne 4 bis 6 Minuten sautieren, bis er weich ist. Mit frisch gemahlenem schwarzen Pfeffer und Dill würzen. Nicht zu lange kochen, da er sonst zäh und bitter wird.

4. Den Grünkohl auf zwei Teller verteilen und den Fisch darauf anrichten. Alles mit Zitronensaft und -schale beträufeln.

Für 2 Personen

INTERNATIONALE GERICHTE

Knoblauch-Ingwer-Huhn

Dieses Gericht erhält durch Ingwer, Knoblauch, Fischsauce und Kokosnuss-Aminos eine köstliche asiatische Note, die eine gesunde Alternative zur herkömmlichen Sojasauce darstellt. Sie finden sie entweder in einem Bioladen oder in einem asiatischen Lebensmittelgeschäft.

- 2 Esslöffel Oliven- oder Kokosnussöl
- 1 Esslöffel frischer Ingwer, gehackt
- 5 Knoblauchzehen, zerdrückt und gehackt
- ¼ Teelöffel Fischsauce

- ¼ Tasse Kokosnuss-Aminos
- 4 Hähnchenschenkel
- Frisch gemahlener schwarzer Pfeffer, zum Abschmecken

1. Den Ofen auf 425 Grad vorheizen.

2. Das Öl in einem kleinen Kochtopf erhitzen.

3. Ingwer, Knoblauch, Fischsauce und Kokosnuss-Aminos hinzufügen und 3 Minuten köcheln lassen.

4. Das Hähnchen in eine Auflaufform legen und mit der Sauce übergießen. Mit Pfeffer bestreuen. 45 Minuten lang backen.

5. Herausnehmen und vor dem Servieren 10 Minuten ruhen lassen.

Für 3 bis 4 Personen

Rindfleisch Burgunder

Rinderburgunder wird traditionell mit Kartoffelpüree oder Nudeln serviert, aber Sie werden sie nicht vermissen. Dieser würzige französische Eintopf ist voll von Gemüse und schmackhaftem Fleisch. Das Beste daran ist, dass er im Langsamkocher gekocht werden kann, so dass er sich auch für ein Abendessen unter der Woche eignet. Kombinieren Sie die Zutaten am Abend zuvor und stellen Sie sie in den Kühlschrank. Am Morgen schalten Sie einfach den Schongarer ein und das Abendessen ist fertig.

- 2 Scheiben ungehärteter, nitratfreier Speck
- ½ Tasse Zwiebel, gehackt
- 1 Teelöffel Knoblauch, gehackt
- 1 Pfund Rindergulaschfleisch aus Weidehaltung
- 5 Möhren, geschält und gewürfelt
- 2 Tassen Rinderbrühe
- 1 Tasse Bio-Rotwein

- 3 Esslöffel schnellkochende Tapioka
- 3 Esslöffel Tomatenmark
- ½ Teelöffel Thymian
- Frisch gemahlener schwarzer Pfeffer, zum Abschmecken
- 2 Esslöffel Oliven- oder Kokosnussöl
- ½ Tasse Champignons, gehackt

1. Den Speck in einer großen Pfanne bei mittlerer Hitze anbraten. Zerbröseln und in den Slow Cooker geben. Die Zwiebel und den Knoblauch in den Speckbraten geben und weich dünsten. Das Schmorfleisch im Speckfett anbraten und in den Kochtopf geben.

2. Die Karotten, die Brühe, den Wein, das Tapioka, das Tomatenmark, den Thymian und den Pfeffer in den langsamen Kocher geben. Auf niedriger Stufe 6 bis 8 Stunden kochen.

3. Das Öl in einer kleinen Pfanne erhitzen und die Pilze 5 bis 7 Minuten lang anbraten, bis sie weich sind. Die Pilze unter den Eintopf rühren und servieren.

Für 4 Personen

Paleo Spaghetti und Fleischsauce

Wenn Sie Spaghettikürbis noch nicht probiert haben, werden Sie sich freuen. Der Kürbis hat einen süßen, milden Geschmack und bildet beim Kochen spaghettiähnliche Stränge. Servieren Sie ihn mit dieser herzhaften, langsam kochenden Fleischsoße für ein sättigendes Mittag- oder Abendessen.

- 1 Pfund grasgefüttertes Rinderhackfleisch
- ½ Tasse Zwiebel, gehackt
- ½ Tasse Staudensellerie, gehackt
- ½ Tasse Karotten, gehackt
- 2 Teelöffel Knoblauch, gehackt
- 3 (14-Unzen-) Dosen Tomatenpüree

- 1 (8-Unzen) Dose Tomatenmark
- ½ Tasse Bio-Rotwein
- 1 Teelöffel Thymian
- 1 Teelöffel Majoran
- 1 Spaghettikürbis
- Frisch gemahlener schwarzer Pfeffer, zum Abschmecken

1. Das Rinderhackfleisch in einer großen Pfanne anbraten. Das Gemüse hinzufügen und kochen, bis es weich ist. Das Hackfleisch und das Gemüse in einen langsamen Kocher geben und die restlichen Zutaten außer dem Spaghettikürbis hinzufügen.

2. Den Ofen auf 350 Grad vorheizen. Den Kürbis halbieren und die Kerne entfernen. Legen Sie den Kürbis mit der Schnittfläche nach unten in eine Backform. Die Pfanne mit 5 cm heißem Wasser füllen. Mit Alufolie abdecken und 40 Minuten backen, bis er weich ist. Den Kürbis herausnehmen und in eine Servierschüssel geben. Mit der Fleischsoße servieren.

Für 6 Personen

Höhlenmensch-Fajitas

Das Geheimnis schmackhafter Fajitas liegt darin, das Fleisch in einer würzigen Marinade zu marinieren. So entsteht ein zartes, saftiges Fleisch, das auch allein gut durchhält. Das Grillen verleiht dem Fleisch und dem Gemüse einen rauchigen Geschmack, obwohl man es auch in der Pfanne zubereiten kann.

- 2 Esslöffel Olivenöl
- Schale und Saft von 4 Limetten
- 2 Jalapeños, gewürfelt
- 1 (8-Unzen) Dose Chipotle-Chilis
- ½ Teelöffel Cayennepfeffer
- 1 Teelöffel Knoblauch, gehackt
- ½ Teelöffel zerstoßener roter Pfeffer

- 1 Pfund grasgefüttertes Steak, Huhn oder Fisch, in 1-Zoll-Streifen geschnitten
- 1 Zwiebel, in kleine Scheiben geschnitten
- 1 grüne Paprika, in Ringe geschnitten
- 1 rote Paprika, in Ringe geschnitten
- Frisch gemahlener schwarzer Pfeffer, zum Abschmecken

1. Olivenöl, Limettensaft und -schale, Chilis und Gewürze in einer flachen Schale vermischen. Das Fleisch hineingeben und über Nacht marinieren, damit es am besten schmeckt. Das Fleisch abtropfen lassen.

2. Den Grill vorheizen. Das Fleisch in einen mit Kochspray besprühten Grillkorb legen und 5 bis 12 Minuten garen, bis es zart ist. Nicht überkochen. Auf einen Teller geben. Das Gemüse 8 bis 12 Minuten garen, bis es zart ist. Dabei häufig umrühren, damit die Zwiebeln nicht anbrennen. Mit frisch gemahlenem schwarzen Pfeffer würzen.

3. Servieren Sie das Steak zusammen mit dem Gemüse.

Für 4 Personen

Curry-Garnelen

Diese Curry-Garnelen schmecken authentisch indisch, benötigen aber nur wenige Zutaten und sind in weniger als 25 Minuten zubereitet. Sofern Sie nicht in einer Küstenregion leben, sind die meisten Garnelen im Laden gefroren, auch die Garnelen, die als "frisch" gekennzeichnet sind. In den meisten Fällen ist es besser, gefrorene Garnelen zu kaufen.

- 2 Esslöffel Olivenöl
- 2 Esslöffel grünes Currypulver
- 1 Pfund Brokkoli-Röschen
- 3 Möhren, geschält und in Scheiben geschnitten

- 1 (8-Unzen) Dose Kokosmilch
- 1 Pfund große Garnelen, entdarmt und geschält
- Frisch gemahlener schwarzer Pfeffer, zum Abschmecken

1. Das Öl bei mittlerer Hitze erhitzen. Das grüne Currypulver einrühren und eine Minute lang kochen. Brokkoli, Karotten und Kokosmilch hinzufügen. 10 bis 15 Minuten kochen, bis das Gemüse weich ist und die Kokosmilch eindickt.

2. Rühren Sie die Garnelen in den letzten 5 Minuten unter. Wenn man sie zu lange kocht, werden sie zäh und gummiartig. Mit frisch gemahlenem schwarzen Pfeffer würzen.

3. Sofort servieren.

Für 4 Personen

Gumbo Nach Paleo-Art

Genießen Sie die authentischen Aromen der Küche Louisianas mit diesem Gumbo ohne Reis. Okra und Tapioka dicken es leicht an, und sautierte Zwiebeln, Paprika und Sellerie - die heilige Dreifaltigkeit des Kochens - sorgen für Geschmack. Wahrscheinlich werden Sie den Reis nicht vermissen!

- 2 Esslöffel Olivenöl
- ½ Tasse Zwiebel, gehackt
- ½ Tasse grüne Paprikaschoten, gewürfelt
- ½ Tasse Staudensellerie, gehackt
- Frisch gemahlener schwarzer Pfeffer, zum Abschmecken
- 1 Tasse Okra, in Scheiben geschnitten und gehackt
- 4 Tassen Hühnerbrühe

- 1 (14-Unzen) Dose Tomatenwürfel, abgetropft
- 2 Esslöffel Melasse
- 2 Esslöffel Tabasco-Sauce
- 2 Tassen Huhn, gekocht und zerkleinert
- 1 Pfund Garnelen, gekocht
- ½ Pfund hochwertige Wurst, gebräunt und zerkrümelt

---

1. Das Olivenöl in einem großen Suppentopf bei mittlerer Hitze erhitzen. Zwiebeln, Paprika und Sellerie hinzufügen und unter häufigem Rühren kochen, bis sie weich sind. Mit frisch gemahlenem schwarzen Pfeffer würzen.

2. Die Okra hinzufügen und weitere 2 Minuten kochen. Die restlichen Zutaten einrühren und 40 Minuten köcheln lassen.

3. Sofort servieren.

Für 6 Personen

BEILAGEN UND SAUCEN

Blumenkohl-Reis

Blumenkohl ist ein erstaunliches Gemüse, das viele Formen annehmen kann und sich hervorragend als Ersatz für Kartoffeln, Reis und andere stärkehaltige Nahrungsmittel eignet, die im Paleo-Plan nicht erlaubt sind. Sie können ihn überall dort verwenden, wo Sie auch Reis servieren würden. Er eignet sich hervorragend für Pfannengerichte oder als Beilage zu Fisch oder Huhn. Dies ist eine einfache Version, aber wie bei Reis macht der milde Geschmack des Blumenkohls ihn zu einer leeren Leinwand für andere Geschmacksrichtungen. Experimentieren Sie ruhig, bis Sie etwas finden, das Ihnen gefällt.

- ½ Kopf Blumenkohl
- 1 Esslöffel Oliven- oder Kokosnussöl

- 2 Knoblauchzehen, gehackt
- Frisch gemahlener schwarzer Pfeffer, zum Abschmecken

1. Den Blumenkohl mit einer Küchenmaschine oder Käsereibe in reiskorngroße Stücke reiben.

2. Das Öl in einem mittelgroßen Topf bei mittlerer Hitze erhitzen. Den Knoblauch hinzufügen und 1 Minute lang anbraten.

3. Den Blumenkohl hinzufügen und 3 bis 4 Minuten kochen, bis er gar ist. Mit frisch gemahlenem schwarzen Pfeffer würzen.

4. Sofort servieren und überall dort verwenden, wo Sie auch normalen Reis verwenden würden.

Für 2 Personen

Gebackene Spaghetti Squash

Eine einzige Zutat genügt für eine Beilage, die Sie zum Schwärmen bringen wird. Im Gegensatz zu anderen Winterkürbissen hat diese Sorte eine faserige Textur, die an Spaghetti erinnert. Er schmeckt hervorragend, wenn er gebacken und mit Ihrer Lieblingspastasoße übergossen wird - Sie werden gar nicht merken, dass Sie keine Kohlenhydrate zu sich nehmen. Man kann sie überall essen, wo man auch Nudeln essen würde, oder sie einfach als Beilage essen. Wir glauben, Sie werden es in jedem Fall lieben.

- 1 Spaghettikürbis
- Frisch gemahlener schwarzer Pfeffer, zum Abschmecken

1. Den Ofen auf 400 Grad vorheizen.

2. Entfernen Sie den Stiel vom Kürbis und schneiden Sie ihn in zwei Hälften. Die Verwendung eines sehr scharfen Messers erleichtert diesen Vorgang.

3. Die Kürbisse auf ein Backblech legen, mit Pfeffer würzen und 40 Minuten backen.

4. Das Fruchtfleisch aushöhlen, gegebenenfalls mit einer Gabel zerteilen und servieren.

Für 4 Personen

Verwelkter Spinat mit Knoblauch

Wenn Sie Vorbehalte haben, gekochten Spinat zu essen, werden diese mit diesem Gericht verschwinden. Es ist so einfach und doch so schmackhaft und eine großartige, schnelle und einfache Beilage, die man zu praktisch allem verwenden kann. Und das Beste daran? Es ist auch noch erstaunlich gesund für Sie. Auch wenn es den Anschein hat, dass für dieses Rezept viel Spinat benötigt wird, so kocht er doch ziemlich schnell ein, also knausern Sie nicht, wenn Sie denken, Sie hätten zu viel.

- 2 Esslöffel Olivenöl
- 2 Knoblauchzehen, gehackt
- 4 Tassen Babyspinatblätter
- Frisch gemahlener schwarzer Pfeffer, zum Abschmecken

1. In einer großen Pfanne das Öl bei mittlerer Hitze erhitzen. Den Knoblauch hinzufügen und 2 Minuten lang braten.

2. Eine Handvoll Spinat nach der anderen hinzufügen und versuchen, ihn so schnell wie möglich in die Pfanne zu geben. Mit frisch gemahlenem schwarzen Pfeffer würzen. Wenn der Spinat gerade verwelkt ist, vom Herd nehmen und servierfertig machen, da er am besten so schnell wie möglich serviert wird.

Für 2 Personen

Schnell Gekochtes Kraut

Kohl ist ein kraftvolles Gemüse, das sehr unterschätzt und oft nur als Akzent verwendet wird. Bei dieser schnellen Beilage kommen die scharfen natürlichen Aromen des Kohls besonders gut zur Geltung, während er gleichzeitig eine gute Dosis an Ballaststoffen, Vitaminen und Antioxidantien liefert. Während viele Kohlgerichte mit Äpfeln oder Essig verfeinert werden, ist dieses Gericht einfach nur Kohl in seiner ganzen Pracht - und es ist sehr lecker.

- 1 Esslöffel Olivenöl
- ¼ Kopf Grünkohl, in dünne Scheiben geschnitten oder gerieben
- Frisch gemahlener schwarzer Pfeffer, zum Abschmecken

1. Eine große Pfanne auf mittlerer bis hoher Stufe erhitzen. Das Öl in die Pfanne geben, dann den Kohl dazugeben. Umrühren, damit der gesamte zerkleinerte Kohl gleichmäßig mit dem Öl bedeckt ist. Mit frisch gemahlenem schwarzen Pfeffer würzen.

2. Umrühren und 5 Minuten weiterkochen. Sofort servieren.

Für 2 Personen

Gebratener Brokkoli

Wenn Sie Brokkoli nur gedünstet essen, dann ist diese geröstete Variante ein echter Genuss. Es braucht nicht viel mehr Aufwand, aber dank des heißen Ofens, der die zarten grünen Stiele karamellisiert, bekommt er eine ganz neue Dimension. Servieren Sie diesen Brokkoli zu Fleisch oder Meeresfrüchten - eine köstliche und gesunde Beilage, die Sie lieben werden.

- 1 Pfund Brokkoliröschen, in mundgerechte Stücke geschnitten
- 2 Esslöffel Olivenöl
- Saft von 1 Zitrone
- Frisch gemahlener schwarzer Pfeffer, zum Abschmecken

1. Den Ofen auf 400 Grad vorheizen.

2. Brokkoli auf ein mit Pergamentpapier ausgelegtes Blech legen und mit Olivenöl und Zitronensaft beträufeln. Mit frisch gemahlenem schwarzen Pfeffer würzen.

3. 30 Minuten backen, nach der Hälfte der Zeit umrühren, bis der Brokkoli leicht gebräunt und knusprig ist. Sofort servieren.

Für 4 Personen

Gebratene Zwiebeln mit Balsamico

Sie denken vielleicht nicht, dass Zwiebeln eine Beilage sind, aber wenn Sie diese süßen, zarten Häppchen einmal probiert haben, werden Sie Ihre Meinung schnell ändern. Schneiden Sie die Zwiebeln mit einer Mandoline in gleichmäßige Scheiben, damit sie gleichmäßig gegart werden können. Verwenden Sie die Zwiebeln als Beilage zu Steaks und Koteletts, aber auch als Garnitur für Suppen oder Salate. Wenn Sie erst einmal kreativ sind, werden Sie unendlich viele Verwendungsmöglichkeiten für sie finden.

- 1 große rote Zwiebel, in dünne Scheiben geschnitten
- 1 Esslöffel Olivenöl
- Frisch gemahlener schwarzer Pfeffer, zum Abschmecken
- 1 Esslöffel Balsamico-Essig

1. Den Ofen auf 400 Grad vorheizen.

2. Die in Scheiben geschnittenen Zwiebeln in einer Auflaufform in einer einzigen Schicht auslegen. Mit Olivenöl beträufeln. Mit frisch gemahlenem schwarzen Pfeffer würzen.

3. 30 Minuten lang rösten, bis die Zwiebeln knusprig und braun werden. Gekochte Zwiebeln mit dem Balsamico-Essig mischen und servieren.

Für 4 Personen

Paleo Preiselbeer-Soße

Wenn Sie auf der Suche nach einer köstlichen Preiselbeersoße sind, die Sie zu gebratenem Truthahn oder Schweinefleisch servieren können, dann ist diese herrlich säuerliche Version genau das Richtige für Sie. Orangensaft und ein wenig Ahornsirup ersetzen den raffinierten weißen Zucker und sorgen für eine Beilage, die Sie ohne schlechtes Gewissen genießen können. Achten Sie darauf, dass Sie ganze Orangen kaufen und sie selbst auspressen oder entsaften, um ein optimales Ergebnis zu erzielen.

- 1 Pfund frische Preiselbeeren
- 1 Tasse frisch gepresster Orangensaft
- 1 Esslöffel reiner Ahornsirup

1. Die Cranberries und den Saft in einen Topf geben und zum Kochen bringen. Alle paar Minuten umrühren, bis die Cranberries anfangen, sich zu öffnen.

2. Den Ahornsirup unterrühren und noch ein paar Minuten kochen. Vor dem Servieren abkühlen lassen.

Für 6 Personen

Gebratene Baby-Möhren

Wenn Sie schon einmal in einem Fünf-Sterne-Restaurant waren, haben Sie vielleicht schon glasierte Karotten auf der Speisekarte gesehen, denn sie sind eine häufige Beilage. Das mag zwar nett sein, aber in Wahrheit enthalten Karotten viel natürlichen Zucker. Wenn man sie richtig zubereitet, sind sie auch ohne zuckersüße Glasuren super süß. Dieses Rezept beweist das, denn die knackigen Babykarotten werden perfekt geröstet, so dass Sie süße und zarte Karotten erhalten, denen kein Zucker zugesetzt wurde.

- 1 Pfund Babymöhren
- 2 Esslöffel Olivenöl
- Frisch gemahlener schwarzer Pfeffer, zum Abschmecken

1. Den Ofen auf 400 Grad vorheizen.

2. Die Karotten in einer einzigen Schicht auf ein mit Pergament ausgelegtes Backblech legen. Mit Olivenöl beträufeln. Mit frisch gemahlenem schwarzen Pfeffer würzen.

3. 30 Minuten rösten, bis die Karotten leicht gebräunt und gabelzart sind.

4. Sofort servieren.

Für 4 Personen

Einfacher Gegrillter Spargel

Je nach Gericht, das Sie servieren, wünschen Sie sich manchmal eine Beilage mit vielen konkurrierenden Geschmacksrichtungen und Texturen. Manchmal möchte man aber auch nur etwas, das gut schmeckt, aber das Hauptgericht nicht in den Schatten stellt. Das ist bei diesem einfachen Rezept für gegrillten Spargel der Fall. Spargel ist ein Gemüse, das gegrillt fantastisch schmeckt, aber wenn man es neben einem zarten Steak serviert, ist es eher eine Ergänzung als ein Hauptgericht. Außerdem ist es einfach zuzubereiten und verleiht jeder Mahlzeit das Gefühl, ein besonderer Anlass zu sein.

- 1 Pfund Spargelstangen, die harten Enden abgeschnitten
- 1 Esslöffel Olivenöl
- Frisch gemahlener schwarzer Pfeffer, zum Abschmecken
- Zitronensaft, zum Würzen

---

1. Einen Gas- oder Holzkohlegrill auf mittlere bis hohe Hitze vorheizen. Den Spargel mit Olivenöl beträufeln und mit frisch gemahlenem schwarzen Pfeffer und Zitronensaft würzen.

2. Den Spargel schräg auf die Grillroste legen, damit er nicht durchfällt. Unter ständigem Wenden 5 bis 6 Minuten garen, bis er zart ist.

3. Vom Grill nehmen und sofort servieren.

Für 4 Personen

Paleo Gefüllte Zucchini

Wenn Sie einen Garten haben, wissen Sie, dass das Zucchinibeet ein Festmahl oder eine Hungersnot ist. Die ersten Früchte brauchen ihre Zeit, bis sie erscheinen, aber dann - Achtung! Schon bald werden Sie mit dem Zeug überschwemmt, und Ihre Nachbarn werden sich umdrehen, wenn sie Sie kommen sehen. Hier ist eine schmackhafte Möglichkeit, überschüssige Zucchini zu verwenden. Mit Gartengemüse und hausgemachter Wurst ist dies Paleo vom Feinsten!

- 2 Esslöffel Olivenöl
- ½ Tasse Zwiebel, gehackt
- ½ Tasse rote Paprika, gehackt
- ½ Tasse Karotten, gehackt
- ½ Tasse Grünkohl, zerkleinert
- 2 Esslöffel Knoblauch, gehackt
- Frisch gemahlener schwarzer Pfeffer, zum Abschmecken

- ½ Pfund hochwertige Wurst, gekocht und zerbröckelt
- ½ Tasse Mandelmehl
- 1 großes Ei
- ¼ Tasse frisches Basilikum, gehackt
- 4 kleine Zucchinis

1. Den Ofen auf 400 Grad vorheizen. Das Öl in einer großen Pfanne erhitzen und Zwiebeln, Paprika, Karotten, Grünkohl und Knoblauch hinzufügen. 5 Minuten sautieren, bis sie weich sind. Mit frisch gemahlenem schwarzen Pfeffer würzen.

2. In einer großen Rührschüssel das gebratene Gemüse und die restlichen Zutaten, außer den Zucchini, vermischen. Schneiden Sie die Zucchini der Länge nach durch und entfernen Sie die Kerne. Füllen Sie die Zucchini mit der Wurstmischung. Mit Alufolie abdecken und 20 bis 30 Minuten backen.

Für 4 Personen

Füllung aus Rindfleisch, Sellerie, Walnüssen und Äpfeln

Wer sagt denn, dass eine Füllung immer aus Brot bestehen muss? Diese Version wird mit magerem Rinderhackfleisch, Sellerie, Äpfeln und Walnüssen zubereitet, was sie erstaunlich und viel gesünder macht. Das Rinderhackfleisch muss sehr mager sein, damit das Fett nicht den Geschmack und die Konsistenz verändert, die Sie erreichen wollen. Durch die Verwendung von Sellerie, Äpfeln und Gewürzen bleiben das Aroma und die Konsistenz ähnlich wie bei einer herkömmlichen Füllung. Das Ergebnis wird noch besser, wenn Sie Ihre eigenen frischen Kräuter hacken.

- 1 Pfund extra mageres, grasgefüttertes Rinderhackfleisch
- 4 Stangen Staudensellerie, gewürfelt
- 1 Esslöffel Olivenöl
- 1 Apfel, gewürfelt
- 1 mittelgroße Zwiebel, gewürfelt
- 1 Knoblauchzehe, gehackt
- 2 Esslöffel Geflügelgewürz
- 2 Tassen Walnüsse, gehackt und geröstet
- Frisch gemahlener schwarzer Pfeffer, zum Abschmecken

1. Den Ofen auf 375 Grad vorheizen.

2. Rinderhackfleisch und Sellerie in einer großen Pfanne mit Öl etwa 3 Minuten anbraten. Achten Sie darauf, das Hackfleisch in kleine Stücke zu zerbröseln.

3. Den gewürfelten Apfel und die Zwiebel hinzufügen und weitere 2 Minuten anbraten.

4. Die Gewürze, den gehackten Knoblauch und die Walnüsse hinzufügen und mit frisch gemahlenem schwarzen Pfeffer abschmecken. Gut mischen. Das Fleisch sollte noch etwas rosa bleiben und wird im Ofen fertig gegart.

5. Die Mischung in eine Auflaufform geben und etwa 30 Minuten lang zugedeckt kochen.

Für 4 Personen

Deviled Eggs mit Speckstückchen

Deviled Eggs sind eine klassische Vorspeise, können aber auch als nette Beilage für leichtere Mittag- und Abendessen verwendet werden. Sie sind einfach zuzubereiten und werden von allen genossen, vor allem bei diesem Rezept, das durch die Zugabe von Speckstückchen einen schönen, unerwarteten Geschmack erhält.

- 6 Scheiben ungehärteter, nitratfreier Speck
- 12 große Eier
- ½ Tasse Mayonnaise mit Olivenöl
- 1 Esslöffel Senf
- 1 Esslöffel gemahlener Kreuzkümmel
- Frisch gemahlener schwarzer Pfeffer, zum Abschmecken
- Paprika zum Garnieren

1. Speck in einer Pfanne bei mittlerer Hitze knusprig braten. Abkühlen lassen und in kleine Stücke zerbröseln.

2. Eier in einen mit kaltem Wasser gefüllten Topf geben. 12 Minuten lang zum Kochen bringen. Vom Herd nehmen, abtropfen lassen und sofort kaltes Wasser zu den Eiern geben.

3. Sobald die Eier kalt genug sind, um sie zu verarbeiten, pellen und halbieren.

4. Die Eigelbe auslöffeln und in einer Schüssel mit Mayonnaise, Senf, Kreuzkümmel, Speckstücken und Pfeffer pürieren.

5. Den Hohlraum der Eiweißhälften mit dem Eigelb, der Mayonnaise und der Speckfüllung füllen.

6. Mit Paprika oder anderen frischen Kräutern Ihrer Wahl garnieren.

Ergibt 2 Dutzend

Mango-Salat mit Karotten und Roten Zwiebeln

Krautsalat muss nicht langweilig sein. Dieser köstliche Krautsalat besteht aus leuchtenden, säuerlichen Mangos und knackigen Gemüsesorten. Er passt hervorragend zu Meeresfrüchten, wie z. B. Krabbenküchlein, und verleiht sogar einem Grillfest eine interessante Note.

- ½ Kopf Grünkohl, fein zerkleinert
- 1 große Karotte, fein gerieben
- 1 orangefarbene oder gelbe Paprika, in ⅛-Zoll-Konfetti geschnitten
- 1 kleine rote Zwiebel, in dünne Scheiben geschnitten
- 1 Mango, Fruchtfleisch in ⅛-Zoll breite Stäbchen schneiden
- 1 Stängel Frühlingszwiebeln, fein gehackt
- 2 Esslöffel Mayonnaise mit Olivenöl
- 3 Esslöffel weißer Essig
- ¼ Tasse Olivenöl
- Frisch gemahlener schwarzer Pfeffer, zum Abschmecken

1. Kohl, Karotten, Paprika, Zwiebeln, Mango und Frühlingszwiebeln in einer großen Schüssel vermengen.

2. In einer anderen Schüssel die Mayonnaise und den Essig verrühren. Das Olivenöl langsam einträufeln und alles mit dem Schneebesen verrühren. Mit Pfeffer würzen.

3. Das Dressing über das Gemüse geben und alles gut durchschwenken. Mindestens eine Stunde lang in den Kühlschrank stellen, damit sich die Aromen verbinden können.

Für 4 Personen

Blumenkohlpüree mit Knoblauch und Kräutern

Diese Blumenkohlbeilage ist ein wunderbarer Ersatz für Kartoffelpüree und steckt voller Geschmack, Vitamine und anderer wertvoller Stoffe für Sie. Passt gut zu Hackbraten, Schweizer Steak oder allem anderen, zu dem Sie Kartoffelpüree servieren würden - und wir wetten, Sie werden den Unterschied nicht bemerken!

- 1 Kopf Blumenkohl, gewaschen und in Röschen geschnitten
- 2 Esslöffel Oliven- oder Kokosnussöl, aufgeteilt
- 1 mittelgroße süße Zwiebel, gewürfelt
- 3 Knoblauchzehen, gehackt

- 1 Esslöffel frischer Thymian, fein gehackt
- 1 Esslöffel frischer Rosmarin, fein gehackt
- Frisch gemahlener schwarzer Pfeffer, zum Abschmecken

1. Den Blumenkohl dämpfen oder kochen, bis er weich ist (etwa 10 Minuten).

2. 1 Esslöffel Öl in eine große Sauteuse bei mittlerer Hitze geben. Zwiebel, Knoblauch und Kräuter anbraten, bis die Zwiebel weich und glasig wird.

3. Blumenkohl und Zwiebelmischung zusammen mit dem restlichen Öl in den Mixer oder die Küchenmaschine geben. Mit frisch gemahlenem schwarzen Pfeffer würzen.

4. So lange pürieren, bis die gewünschte Konsistenz erreicht ist. Warm servieren.

Für 3 bis 4 Personen

Gegrillte Spieße mit Tropischen Früchten

Wenn Sie glauben, dass Obst keine köstliche Beilage für ein herzhaftes Gericht sein kann, irren Sie sich. Diese einfachen Spieße passen zu Schweinefleisch, Huhn und Fisch, und sie sind sogar ein schönes Dessert, besonders wenn sie mit etwas Zimt bestreut werden. Die Früchte in diesem Rezept sind zwar köstlich, aber Sie können jede beliebige Kombination verwenden. Mangos, Erdbeeren und Kiwis sind allesamt köstliche Ergänzungen, je nachdem, was Sie dazu servieren möchten.

- 2 Bananen, in mundgerechte Stücke geschnitten
- ½ Cantaloupe, entkernt und in mundgerechte Stücke geschnitten
- ½ Ananas, in mundgerechte Stücke geschnitten
- 1 Esslöffel Kokosnussöl

1. Heizen Sie einen Gas- oder Holzkohlegrill auf mittlere Hitze vor. Wenn Sie Holzspieße verwenden, weichen Sie diese vor der Verwendung 10 Minuten lang ein.

2. Spieße die Früchte abwechselnd auf, bis du keine mehr hast.

3. Das Obst mit dem Kokosöl bestreichen. Die Spieße auf den Grill legen und unter häufigem Wenden etwa 8 Minuten grillen, bis die Ränder leicht verkohlt und die Früchte weich sind.

4. Sofort servieren.

Für 4 Personen

GEMÜSE UND VEGANE GERICHTE

Gebackene Süßkartoffel im Südwesten

Süßkartoffeln sind in der Paleo-Diät eine großartige Alternative zu weißen Kartoffeln, da sie reich an Ballaststoffen, Vitaminen und Mineralien sind und deutlich weniger Stärke enthalten. Auch wenn man sie nicht in unbegrenzten Mengen essen sollte, sind sie durchaus in Ordnung und sogar gesund, wenn man sie hin und wieder isst, wie bei diesem einfachen und schmackhaften Gericht, das eine Mahlzeit für sich sein kann.

- 1 mittelgroße Süßkartoffel
- 1 Teelöffel Kreuzkümmel
- 1 Teelöffel Chilipulver

- Frisch gemahlener schwarzer Pfeffer, zum Abschmecken
- 2 Esslöffel zubereitete Tomatensalsa
- Frischer Koriander, gehackt, zum Garnieren

---

1. Den Ofen auf 400 Grad vorheizen. Die Süßkartoffel direkt auf den Rost im Ofen legen.

2. 30 Minuten backen, aus dem Ofen nehmen und mit einer Gabel überall einstechen. Wieder in den Ofen schieben und weitere 30 Minuten backen. Aus dem Ofen nehmen und 5 Minuten abkühlen lassen.

3. Den Deckel aufschneiden und das Fruchtfleisch aus der Schale lösen. Das Fruchtfleisch in eine Schüssel geben und mit Kreuzkümmel und Chilipulver pürieren. Mit frisch gemahlenem schwarzen Pfeffer würzen.

4. Mit der Salsa und dem Koriander garnieren und servieren.

Für 1 Person

Italienisch Gewürzte "Pasta"

Dieses Gericht ist voll mit Gemüse. Eigentlich ist es so ziemlich nichts anderes als das! Die mit einer Mandoline geschnittenen Zucchini sind ein hervorragender Ersatz für Nudeln, die sättigend und ballaststoffreich sind, aber keine lästigen Kohlenhydrate enthalten. Servieren Sie dieses Gericht mit einem grünen Salat für eine köstliche pflanzliche Mahlzeit, auf die Sie immer wieder zurückkommen werden.

- 2 Esslöffel Olivenöl
- 1 kleine Zwiebel, gewürfelt
- 1 rote Paprika, gewürfelt
- 1 Tasse Brokkoli-Röschen
- ½ kleine Aubergine, geschält und gewürfelt
- Frisch gemahlener schwarzer Pfeffer, zum Abschmecken
- 2 große Zucchini
- 1 Esslöffel italienisches Gewürz
- 2 Esslöffel Pinienkerne, geröstet
- Frisches gehacktes Basilikum, zum Garnieren

1. Das Öl in einer großen Pfanne bei mittlerer bis hoher Hitze erhitzen. Alle Gemüsesorten außer den Zucchini hinzufügen und etwa 12 Minuten lang weich kochen. Mit frisch gemahlenem schwarzen Pfeffer würzen.

2. Einen großen Topf mit Wasser zum Kochen bringen. Die Zucchini mit einer Mandoline oder einem scharfen Messer in dünne Nudelscheiben schneiden.

3. Die Zucchini in das kochende Wasser geben und 3 Minuten kochen, bis sie weich und nudelartig sind.

4. Zum Servieren einen Haufen Zucchini auf einen Teller geben und mit der gekochten Gemüsemischung bedecken. Mit den italienischen Gewürzen, den Pinienkernen und dem Basilikum garnieren.

Für 4 Personen

Paleo Ratatouille

Ratatouille ist das perfekte vegetarische Abendessen für einen warmen Sommerabend. Braten Sie die Ernte der Saison, um die Aromen des Gemüses hervorzuheben. Auberginen haben eine fleischige Konsistenz und machen auch ohne Fleisch satt. Wählen Sie das frischeste Gemüse, das Sie finden können - am besten aus Ihrem eigenen Garten.

- 2 Tassen Auberginen, gewürfelt
- 1 rote Zwiebel, geschält und in Scheiben geschnitten
- 3 Möhren, geschält und in Scheiben geschnitten
- 1 Tasse runde Zucchini
- 1 große grüne Paprika, in Scheiben geschnitten
- 1 große rote Paprika, in Scheiben geschnitten
- 1 Tasse runder Sommerkürbis

- 2 frische Pflaumentomaten, entkernt und geviertelt
- Frisch gemahlener schwarzer Pfeffer, zum Abschmecken
- 2 Esslöffel Olivenöl
- 1 Teelöffel Knoblauch, gehackt
- 1 Teelöffel Thymian
- ½ Teelöffel Majoran

1. Den Ofen auf 425 Grad F vorheizen. Das Gemüse auf einem großen Backblech ausbreiten. Mit frisch gemahlenem schwarzen Pfeffer würzen.

2. Das Olivenöl, den Knoblauch und die Kräuter in einer Schüssel mischen. Über das Gemüse träufeln und umrühren, um es zu bedecken.

3. 15 bis 20 Minuten braten, bis das Gemüse zart ist und glänzt.

Für 4 Personen

Gefüllte Paleo-Tomaten

Tomaten sind die Pracht des Sommergartens - kräftig, süß und duftend. Bauen Sie sie selbst an oder kaufen Sie Tomaten aus der Region auf dem Bauernmarkt. Lagern Sie sie bei Zimmertemperatur bis zu fünf Tage lang und stellen Sie sie nicht in den Kühlschrank, da dies ihren delikaten Geschmack beeinträchtigt. Bereiten Sie dieses schnelle und einfache Gericht für ein leichtes Paleo-Mittagessen zu, oder servieren Sie es mit Thunfischsalat.

- 2 Esslöffel Oliven- oder Kokosnussöl
- ½ Tasse Champignons, gehackt
- ½ Tasse Schalotten oder Lauch, gehackt
- ½ Tasse Babyspinat, zerkleinert
- Frisch gemahlener schwarzer Pfeffer, zum Abschmecken
- ½ Tasse Walnüsse, gehackt
- 4 große Beefsteak-Tomaten, entkernt

1. Den Ofen auf 400 Grad vorheizen. Das Öl in einem Topf erhitzen. Das Gemüse (nicht die Tomaten) hinzufügen und 5 Minuten lang anbraten, bis es weich ist. Mit frisch gemahlenem schwarzen Pfeffer würzen. Die Walnüsse hinzugeben.

2. Die Tomaten mit der Gemüsemischung füllen und auf ein Backblech legen. 15 bis 25 Minuten backen, bis sie weich sind und die Schale zu platzen beginnt.

Für 4 Personen

Süßkartoffel-Salat

Dieses Gericht enthält Süßkartoffeln, Pekannüsse und Trockenfrüchte und macht auch ohne Fleisch satt. Servieren Sie dieses Gericht mit gedünstetem Gemüse oder einem Salat, um eine vollständige Mahlzeit zu erhalten.

- ¼ Tasse Olivenöl
- Saft und Schale von 2 Limetten
- 2 Esslöffel reiner Ahornsirup
- 1 Teelöffel frischer Ingwer, gerieben
- 1 Teelöffel Currypulver
- 2 große Süßkartoffeln, geschält, in Würfel geschnitten und gedämpft, bis sie weich sind

- ½ Tasse Pekannüsse, gehackt
- ¼ Tasse Koriander, gehackt
- ¼ Tasse Zwiebel, gehackt
- ¼ Tasse getrocknete Kirschen
- Frisch gemahlener schwarzer Pfeffer, zum Abschmecken

1. Öl, Limettensaft und -schale, Sirup, Ingwer und Currypulver in einer Schüssel verrühren.

2. Süßkartoffeln, Pekannüsse, Koriander, Zwiebeln und Kirschen in einer anderen Schüssel leicht vermengen. Das Dressing dazugeben und erneut durchschwenken. Mit frisch gemahlenem schwarzen Pfeffer würzen.

3. Bei Zimmertemperatur servieren.

Für 4 Personen

Gegrillte Ananas und Süßkartoffeln

Wenn Sie Lust auf Kartoffeln haben, probieren Sie stattdessen Süßkartoffeln. Sie sind reich an Karotin und Ballaststoffen und enthalten weniger Zucker und Stärke als weiße Kartoffeln. Sie passen hervorragend zu Ananas auf dem Grill und ergeben ein süßes und rauchiges Gericht.

- 2 große Süßkartoffeln, geschält und in Würfel geschnitten
- 1 Ananas, entkernt und in Würfel geschnitten
- 2 Esslöffel Oliven- oder Kokosnussöl

- 1 Esslöffel Honig
- 1 Teelöffel Zimt
- Frisch gemahlener schwarzer Pfeffer, zum Abschmecken

1. Den Grill vorheizen. Die Süßkartoffeln in eine mikrowellengeeignete Schale legen. Decken Sie sie ab und stellen Sie sie für 8 Minuten in die Mikrowelle. Süßkartoffeln brauchen lange, um zu garen, aber wenn man sie zuerst in der Mikrowelle erhitzt, wird der Prozess beschleunigt.

2. Einen Grillkorb mit Kochspray einsprühen. Die Süßkartoffeln in den Grillkorb legen und 8 bis 10 Minuten grillen, dabei häufig umrühren, bis sie weich sind. Die Ananas hinzufügen und weitere 3 bis 5 Minuten grillen.

3. Öl, Honig und Zimt in einer Schüssel mischen und über die Ananas und Süßkartoffeln gießen. Umrühren, eine weitere Minute kochen und dann vom Herd nehmen.

Für 4 Personen

Winter-Gemüse-Eintopf

Dieser herzhafte Eintopf ist vegan, aber er ist auch sehr sättigend. Viele Menschen sind überrascht, dass viele vegane Gerichte in den Paleo-Plan passen und dass es durchaus möglich ist, kein Fleisch zu essen und trotzdem viel Eiweiß zu bekommen. Blattgemüse, wie der Grünkohl und Spinat in diesem Gericht, enthält viele Ballaststoffe und Proteine sowie Vitamine und Mineralien, die den Körper den ganzen Tag über versorgen.

- 2 Esslöffel Olivenöl
- 1 kleine Zwiebel, gehackt
- 2 Knoblauchzehen, gehackt
- 2 Möhren, in Scheiben geschnitten
- 1 Tasse Champignons, in Scheiben geschnitten
- 1 Stange Staudensellerie, gewürfelt

- 1 Esslöffel italienisches Gewürz
- 4 Tassen verpackter Babyspinat
- 1 großes Bündel Toskanischer Grünkohl, gehackt
- Frisch gemahlener schwarzer Pfeffer, zum Abschmecken
- 6 Tassen Gemüsebrühe
- 1 (15-Unzen-) Dose gehackte Tomaten

1. Erhitzen Sie das Öl in einem großen Suppentopf oder Dutch Oven bei mittlerer Hitze. Zwiebeln, Knoblauch, Karotten, Pilze und Sellerie hinzugeben und 10 Minuten kochen, bis das Gemüse weich ist.

2. Die italienischen Gewürze, den Spinat und den Grünkohl hinzufügen und umrühren, bis alles gut vermischt ist. Mit frisch gemahlenem schwarzen Pfeffer würzen.

3. Die Gemüsebrühe und die Tomaten mit dem Saft hinzufügen. Zum Kochen bringen. Die Hitze reduzieren und 20 Minuten köcheln lassen, bis die Karotten weich sind. Sofort servieren.

Für 4 Personen

DESSERTS

Gebackene Pfirsiche

Pfirsiche enthalten viel Zucker, was sie zu einem seltenen Genuss in der Paleo-Diät macht, aber wenn sie gerade Saison haben, ist es schwer, ihnen zu widerstehen. Wählen Sie Pfirsiche, die bei Berührung leicht nachgeben und ein frisches Aroma haben. Die Grundfarbe des Pfirsichs sollte cremefarben sein, nicht grün. Grüne Pfirsiche wurden zu früh gepflückt und werden nie süß sein.

- 4 reife Pfirsiche, halbiert
- 3 Esslöffel Oliven- oder Kokosnussöl
- 2 Esslöffel Honig
- 1 Teelöffel Zimt
- ½ Teelöffel Mandelextrakt

1. Den Ofen auf 350 Grad vorheizen. Die Pfirsiche auf ein Backblech legen. Die restlichen Zutaten in einer kleinen Schüssel mischen.

2. Die Pfirsichhöhlen mit der Mischung füllen. 15 bis 20 Minuten backen, bis sie weich und saftig sind.

Für 4 Personen

Beeren-Blitz

Beeren gehören zu den gesündesten Lebensmitteln, die man essen kann, und sollten in der Paleo-Diät mehrmals pro Woche auf dem Speiseplan stehen. Verwenden Sie frische Beeren, wenn sie Saison haben, oder versuchen Sie es im Winter mit gefrorenen Beeren. Tauen Sie sie einfach 10 bis 15 Minuten auf der Theke auf.

- 1 Tasse Erdbeeren, in Scheiben geschnitten
- 1 Tasse Heidelbeeren
- 1 Tasse Himbeeren
- 1 Tasse Brombeeren
- Saft und Schale von 2 Limetten
- 2 Esslöffel Honig
- ¼ Tasse frische Minzblätter, gehackt

1. Das Obst in einer Servierschüssel vorsichtig vermischen. In einer kleineren Schüssel den Limettensaft, die Schale, den Honig und die Minze mischen.

2. Die Limettensaftmischung über das Obst gießen und zum Servieren vorsichtig umrühren.

Für 4 Personen

Bratäpfel

Sie können diese Bratäpfel sowohl als Dessert als auch zum Frühstück genießen. Die besten Kochäpfel gibt es im mittleren bis späten Herbst. Wählen Sie säuerliche, aber süße Sorten, die eine feste Konsistenz haben. Probieren Sie Winesap, Gravenstein, Jonagold, Fuji oder Pink Lady Äpfel.

- 4 große Backäpfel
- Saft und Schale von 1 Zitrone
- 3 Esslöffel Oliven- oder Kokosnussöl
- 3 Esslöffel Honig

- 1 Teelöffel Zimt
- ½ Tasse Rosinen
- ½ Tasse gehackte Walnüsse

1. Den Ofen auf 350 Grad vorheizen. Die Äpfel waschen und entkernen.

2. Die restlichen Zutaten in einer kleinen Schüssel mischen. Die Äpfel mit der Mischung füllen.

3. Die Äpfel auf ein Backblech legen und 30 Minuten backen, bis sie weich sind.

Für 4 Personen

Melonen-Kühler

Die Honigmelone ist eine der süßesten Melonen und eignet sich hervorragend für Smoothies und Slushies. Kaufen Sie mehrere, wenn sie Saison haben, also im Hoch- oder Spätsommer, und frieren Sie zusätzliche Melonenwürfel für später ein. Die Honigmelone ist reif, wenn sie ein süßes Aroma verströmt und eine leicht pelzige Textur hat.

- 2 Tassen Honigmelone, gewürfelt
- ½ Tasse Limettensaft
- 1 Tasse Kokosnusswasser
- ½ Tasse Eiswürfel
- 1 Teelöffel Honig
- ¼ Tasse frische Minzblätter

1. Die Melonenwürfel und den Limettensaft in einem Mixer pürieren, bis sie glatt sind. Die restlichen Zutaten hinzufügen und erneut pürieren.

Für 4 Personen

Herbstmorgen-Muffins

Diese Muffins sind mit den Lebensmitteln der Ernte gefüllt - knackige, säuerliche Äpfel, Zimt und Kürbis. Mandelmehl und Leinsamenmehl ersetzen Weißmehl und ergeben ein glutenfreies Gebäck mit einem herzhaften, köstlichen Geschmack. Lagern Sie Leinsamenmehl, das schnell ranzig wird, in einem abgedeckten Behälter im Kühlschrank.

- 2 große Eier
- 1 Tasse Kürbispüree
- ½ Tasse Apfelmus
- ½ Teelöffel Vanille
- 1¼ Tassen Mandelmehl
- ¼ Tasse Leinsamenmehl
- 2 Teelöffel Backpulver
- ¼ Teelöffel Backpulver
- 1 Teelöffel Zimt
- ½ Teelöffel Ingwer
- ½ Teelöffel Nelken
- ½ Tasse gehackte Walnüsse
- 1 Tasse Granny-Smith- oder McIntosh-Äpfel, geschält und zerkleinert

1. Den Ofen auf 350 Grad vorheizen. Eier, Kürbispüree, Apfelmus und Vanille in einer großen Rührschüssel vermengen. Die trockenen Zutaten sieben und zu der Eimischung geben. Vorsichtig umrühren. Die Walnüsse und die Äpfel unterrühren.

2. 20 bis 30 Minuten backen, bis sie gebräunt und fest sind. Diese Muffins lassen sich gut einfrieren und später verwenden.

Für 4 Personen

Kavallerie-Custard

Vanillepudding ist ein altmodisches Gericht, das aus Eiern und Milch hergestellt wird. Diese Version wurde für die Paleo-Diät neu erfunden und verwendet Mandelmilch und Honig als Geschmacksgeber. Servieren Sie ihn mit frischem Obst für ein warmes, gemütliches Dessert an einem kalten Wintertag.

- 2 Tassen Mandelmilch
- 6 große Eigelb
- 3 Esslöffel Honig
- 1 Teelöffel Zimt
- ½ Teelöffel Muskatnuss
- 1 Teelöffel Vanilleextrakt

1. Den Ofen auf 350 Grad vorheizen. Die Mandelmilch in einem Topf erwärmen, bis sie gerade köchelt. Die Eigelbe in einer kleinen Rührschüssel aufschlagen. Langsam die Hälfte der Mandelmilch tröpfchenweise zu den Eiern gießen, dabei kräftig schlagen, damit die Eier nicht kochen.

2. Die Eier-Milch-Mischung in den Kochtopf geben und wieder auf den Herd stellen. Die restlichen Zutaten hinzufügen und bei mittlerer Hitze 8 Minuten lang unter ständigem Rühren kochen, bis der Pudding leicht eindickt.

3. Den Pudding in eine ofenfeste Auflaufform gießen. Stellen Sie diese in eine Backform und füllen Sie die Form mit 5 cm heißem Wasser. Die Pfanne mit der Auflaufform vorsichtig in den Ofen schieben und 30 Minuten lang kochen, oder bis der Pudding fest ist.

Für 4 Personen

Ballaststoffreiche Primal Cookies

Diese köstlich nussigen Kekse werden Sie an Ihre Lieblings-Haferflockenkekse erinnern, aber zu Ihrer Überraschung sind keine Haferflocken enthalten! Mit Nüssen, Gewürzen und Kokosnuss werden Sie den Geschmack dieser leicht gesüßten Kekse genießen, aber Sie werden nichts von dem Müll vermissen, der in verpackten oder stark zuckerhaltigen Sorten enthalten ist.

- 2 Tassen Mandelmehl
- ½ Tasse gemahlene Leinsamen
- ½ Tasse ungesüßte, geraspelte Kokosnuss
- ½ Tasse rohe Sonnenblumenkerne
- ½ Tasse rohe Kürbiskerne
- 1 Esslöffel Zimt

- 1 Teelöffel Backpulver
- 2 große Eier
- 1 Esslöffel reiner Vanilleextrakt
- ¼ Tasse reiner Ahornsirup
- ½ Tasse Kokosnussöl

1. Den Ofen auf 325 Grad vorheizen.

2. Die trockenen Zutaten, einschließlich der Samen und der Kokosnuss, in eine große Rührschüssel sieben. In einer separaten Schüssel die Eier, die Vanille, den Ahornsirup und das Kokosnussöl vermischen.

3. Die feuchten Zutaten unter die trockenen heben und rühren, bis sie gut vermischt sind. Den Teig esslöffelweise auf ein mit Pergament ausgelegtes Backblech geben, mit einem Abstand von etwa 5 cm.

4. 15 Minuten backen, aus dem Ofen nehmen und vor dem Servieren vollständig abkühlen lassen.

Ergibt 1 Dutzend

Himbeer-Muffins

Himbeeren verleihen diesen herzhaften Muffins einen säuerlichen Geschmack und eine zähe Konsistenz. Himbeeren haben im Frühsommer und dann wieder im Herbst Saison. Sie sind jedoch leicht verderblich und sollten innerhalb eines Tages gekühlt und gelagert werden. Wenn Sie möchten, können Sie auch gefrorene Himbeeren verwenden, aber tauen Sie sie nicht auf, bevor Sie sie in den Teig rühren.

- 2 große Eier
- 3 reife Bananen, püriert
- ½ Tasse Apfelmus
- 1 Teelöffel Vanilleextrakt
- 1¼ Tassen Mandelmehl

- 2 Teelöffel Backpulver
- ¼ Teelöffel Backpulver
- ¼ Teelöffel Zimt
- ¼ Tasse Leinsamenmehl
- 1 Tasse Himbeeren

---

1. Heizen Sie den Ofen auf 350 Grad vor. Besprühen Sie ein Muffinblech mit Kochspray.

2. Eier, Banane, Apfelmus und Vanilleextrakt in einer großen Rührschüssel vermischen. Die trockenen Zutaten hinzufügen und vorsichtig mischen.

3. Die Himbeeren vorsichtig unterheben. ½ Tasse Teig in jede Muffinform geben. 20 bis 30 Minuten backen, oder bis sie gebräunt sind.

Für 6 Personen

Paleo-Schoko-Chip-Kekse

Was wäre das für eine Rubrik über Desserts ohne Schokoladenkekse? Keine sehr gute, wenn wir das mal so sagen. Dieses Rezept hält sich nicht an super strenge Paleo-Standards, aber es ist getreidefrei und enthält keinen raffinierten Zucker. Aus diesem Grund sind sie vielleicht nicht so süß, wie Sie es gewohnt sind, aber wir denken, dass Sie, wenn Sie sie einmal probiert haben, feststellen werden, dass sie süß genug sind, um zu einem besonderen Anlass eine süße Leckerei zu sein - genau so, wie eine Nachspeise sein sollte.

- 3 Tassen Mandelmehl
- 1 Teelöffel Backpulver
- 2 große Eier
- ¼ Tasse reiner Ahornsirup

- 1 Teelöffel reiner Vanilleextrakt
- ½ Tasse Kokosnussöl
- 1 Tasse Zartbitterschokoladenstückchen

---

1. Den Ofen auf 375 Grad vorheizen.

2. Die trockenen Zutaten in einer mittelgroßen Rührschüssel zusammensieben. Die Eier, den Ahornsirup, die Vanille und das Kokosöl mit einem Handrührgerät einrühren, bis alles gut vermischt ist.

3. Die Schokoladenstückchen unterheben.

4. Auf ein mit Pergament ausgelegtes Backblech esslöffelgroße Kugeln aus Keksteig mit einem Abstand von etwa 5 cm setzen. 15 Minuten lang backen. Aus dem Ofen nehmen, abkühlen lassen und servieren.

Ergibt 2 Dutzend

Lebkuchen-Plätzchen

In dieser Paleo-Version des klassischen Gewürzkekses gibt es keinen raffinierten Zucker und keine Körner, dafür aber einen stark gewürzten Keks, der das ganze Jahr über eine perfekte Leckerei ist. Melasse ist der Schlüssel zu einem Teil des klassischen Geschmacks in diesen Keksen, aber wenn Sie darauf verzichten möchten, können Sie stattdessen Ahornsirup verwenden.

- ¼ Tasse Melasse
- 2 Esslöffel reiner Ahornsirup
- 3 Esslöffel Palmfett
- 1 Esslöffel Kokosnussmilch
- 3 Tassen Mandelmehl

- 1 Teelöffel Zimt
- ½ Teelöffel gemahlener Ingwer
- ½ Teelöffel gemahlene Nelken
- ¼ Teelöffel gemahlene Muskatnuss
- ½ Teelöffel Backpulver

1. Den Ofen auf 350 Grad vorheizen.

2. Melasse in einem kleinen Topf zum Kochen bringen, Ahornsirup, Palmfett und Kokosmilch hinzufügen. Umrühren und vom Herd nehmen.

3. Die trockenen Zutaten in einer kleinen Schüssel vermengen und die Melassemischung darüber gießen. Gut umrühren.

4. Den Teig 20 Minuten lang kühl stellen.

5. Den Teig etwa ¼-Zoll dick ausrollen. Mit Ausstechern Kekse ausstechen und auf ein mit Pergament ausgelegtes Backblech legen.

6. 10 Minuten backen, aus dem Ofen nehmen und abkühlen lassen. Nach Belieben dekorieren oder einfach servieren und genießen!

Ergibt 1 Dutzend

SNACKS UND GETRÄNKE

Grobes Apfelmus

Die Apfelsaison erinnert an knackige Herbsttage, warme, kuschelige Pullover und den Duft von Zimt und Nelken. Dieses stückige Apfelmus ist der Inbegriff des Herbstes und wärmt Sie an einem kühlen Tag. Mit Trockenfrüchten ist es ein schneller, aber sättigender Snack. Wählen Sie mehrere Apfelsorten für eine zusätzliche Geschmackstiefe.

- 8 säuerliche Backäpfel
- Saft und Schale von 1 Zitrone
- Saft und Schale von 1 Orange
- 3 Esslöffel Honig

- 1 Teelöffel Zimt
- ½ Teelöffel Muskatnuss
- ½ Teelöffel Nelken
- 4 Esslöffel Oliven- oder Kokosnussöl

1. Die Äpfel schälen, entkernen und vierteln. Die Äpfel in einen großen Topf mit 1 Zoll Wasser geben. Den Topf mit dem Deckel abdecken und bei mittlerer bis niedriger Hitze 30 Minuten lang köcheln lassen, bis sie weich sind.

2. Geben Sie die Äpfel in einen Mixer oder eine Küchenmaschine und pürieren Sie sie, bis sie fast glatt sind und nur noch wenige Stücke übrig bleiben.

3. Das Apfelpüree wieder in den Topf geben, die restlichen Zutaten hinzufügen und 20 Minuten köcheln lassen.

Für 4 Personen

Hausgemachte Fruchtröllchen

Diese Frucht-Rollups sind nicht die chemisch belasteten, die Sie vielleicht aus dem Supermarkt kennen. Stattdessen werden sie aus echtem Obst hergestellt, und obwohl die Herstellung eine Weile dauert und ein Dörrgerät erforderlich ist, können sie ein Verlangen stillen, das ein echtes Stück Obst vielleicht nicht stillen kann. Auch für Kinder geeignet.

- 2 Äpfel, beliebige Sorte
- 1 Esslöffel Erdbeeren, entstielt
- ¼ Tasse gereinigtes Wasser
- 1 Teelöffel Zimt

1. Backofen auf 200 Grad vorheizen. Äpfel schälen, entkernen und in Würfel schneiden.

2. Äpfel, Erdbeeren, Wasser und Zimt in einen Mixer geben und etwa 30 Sekunden lang oder bis zur Glätte verarbeiten.

3. Die Mischung auf ein mit Pergamentpapier ausgelegtes Backblech gießen und in einen Dehydrator stellen.

4. 6 bis 8 Stunden dehydrieren. Das Blech entfernen und die Früchte umdrehen. Weitere 4 bis 6 Stunden trocknen lassen.

Für 6 Personen

Ameisen auf Einem Baumstamm

Dies ist ein klassischer Snack, der einfach zu machen und sehr nahrhaft ist. Die Erdnussbutter wird durch Mandelbutter ersetzt, und Sie können Rosinen, Johannisbeeren oder andere Trockenfrüchte verwenden.

- 2 Stangen Staudensellerie
- 4 Esslöffel Mandelbutter
- ¼ Tasse getrocknete Rosinen oder Cranberries

1. Jede Selleriestange mit Mandelbutter bestreichen. Die Früchte obenauf legen.

2. Servieren und genießen!

Für 2 Personen

Höhlenmensch-Trail-Mix

Die Studentenfuttermischung enthält viele Antioxidantien und Proteine, die für Energie sorgen, was sie zu einem großartigen Frühstück für unterwegs für Paleo-Diätetiker macht. Ersetzen Sie sie durch Ihre Lieblingskombination von Nüssen und Trockenfrüchten und packen Sie sie in einzelne Tüten, um sie an geschäftigen Morgenden schnell zur Hand zu haben. Die Mischung eignet sich auch hervorragend für die Zeit nach dem Training oder für das Sporttraining.

- 2 Tassen geschredderte Kokosnussflocken
- ½ Tasse getrocknete Aprikosen, Äpfel, Heidelbeeren, Gojibeeren oder Kirschen oder eine Kombination davon
- ½ Tasse gehackte Pekannüsse, Walnüsse oder Macadamianüsse
- ¼ Tasse Kakao

1. Alle Zutaten in einer großen Rührschüssel verrühren. In einem luftdichten Behälter bis zu einem Monat aufbewahren.

Für 4 Personen

Nussige Apfel-Snacks

Manchmal hat man keine Zeit für ein Mittagessen im Sitzen. Dieses Rezept ist die perfekte Lösung für einen hektischen Zeitplan. Nussbutter und gehackte Nüsse liefern energiereiche Proteine, während das Obst für ein befriedigendes Knuspern sorgt. Wählen Sie säuerliche, aber süße Äpfel mit einer festen Textur.

- 2 Äpfel, beliebige Sorte
- ½ Tasse Mandelbutter
- 1 Esslöffel Honig
- Saft und Schale von 1 Orange
- ½ Teelöffel reiner Vanilleextrakt
- ½ Teelöffel Zimt
- ⅛ Tasse Walnüsse oder Pekannüsse, gehackt
- ⅛ Tasse Kürbiskerne

1. Schneiden Sie die Äpfel in Viertel. Die Kerne entfernen, aber die Schalen stehen lassen. Die restlichen Zutaten in einer Schüssel vermengen.

2. Verteilen Sie die Mandelbuttermischung auf den Äpfeln für ein schnelles, aber sättigendes Mittagessen. Dieser Brotaufstrich lässt sich gut verpacken und mit auf Reisen nehmen.

Für 4 Personen

Datteln in Speck Gewickelt

Diese einfach zuzubereitenden Snacks sind eine großartige Kombination aus salzig, süß und knusprig, und sie passen gut in den Paleo-Plan, denn diese Kombination ist anderswo nur schwer zu bekommen. Sie sind ein toller Snack für zwischendurch oder eine einfache Vorspeise, wenn man etwas Schnelles sucht.

- 8 Scheiben ungehärteter, nitratfreier Speck
- 16 mittlere Datteln
- 16 rohe Mandeln

1. Den Speck bei mittlerer Hitze fast knusprig braten, dabei darauf achten, dass er nicht zu knusprig wird. Aus der Pfanne nehmen und abkühlen lassen.

2. Jede Dattel mit einer Mandel füllen und mit der Hälfte einer Speckscheibe umwickeln. Mit einem Zahnstocher befestigen, wenn die Datteln als Vorspeise serviert werden sollen.

Warm servieren.

Für 4 Personen

Kokosnuss-Mandel-Butter-Bananen

Sie sind eine schnelle und einfache Leckerei, die jeder jederzeit zubereiten kann. Durch die Banane und die Mandelbutter erhältst du viele Ballaststoffe und Proteine, während du etwas isst, das viel dekadenter aussieht, als es tatsächlich ist.

- 1 große Banane
- 2 Esslöffel Mandelbutter
- 2 Esslöffel Kokosnussmilch
- 1 Esslöffel zerkleinerte ungesüßte Kokosnuss
- 1 Esslöffel Mandeln, gehackt

1. Banane in Scheiben schneiden und in eine Schüssel geben. Mit Mandelbutter und Kokosmilch übergießen. Mit Kokosraspeln und gehobelten Mandeln garnieren. Mit einem Löffel essen und genießen!

Für 1 Person

Paleo Gewürznüsse

Nüsse sind ein toller Snack für die Paleo-Diät, aber manchmal möchte man etwas Interessanteres als einfach geröstete Nüsse. Diese knusprigen und gerösteten Häppchen sind perfekt dafür geeignet. Verwenden Sie jede beliebige Kombination von Nüssen, die Sie mögen oder gerade zur Hand haben - die Angaben im Rezept sind nur ein Vorschlag. Achten Sie darauf, dass die verwendeten Nüsse roh und ungesalzen sind.

- ½ Tasse ganze Mandeln
- ½ Tasse Walnüsse
- ¼ Tasse Sonnenblumenkerne
- ¼ Tasse Kürbiskerne
- ¼ Tasse Pekannüsse, gehackt

- ¼ Tasse Pistazien
- 1 Teelöffel getrockneter Rosmarin
- 1 Teelöffel getrockneter Thymian
- ¼ Teelöffel Cayennepfeffer
- 1 Esslöffel Olivenöl

1. Den Ofen auf 350 Grad vorheizen.

2. Geben Sie alles in einen Gefrierbeutel in Gallonengröße. Schütteln, um sicherzustellen, dass alle Nüsse gründlich mit dem Öl und den Gewürzen bedeckt sind.

3. In einer gleichmäßigen Schicht auf ein mit Pergament ausgelegtes Backblech legen und 12 bis 15 Minuten backen, bis die Nüsse geröstet sind. Vor dem Servieren vollständig abkühlen lassen.

Ergibt 2 Tassen

Knusprige Peperoni-Häppchen

Wenn Sie diese einmal probiert haben, werden Sie feststellen, dass Sie bei der Paleo-Diät tatsächlich ohne Pizza leben können. Verwenden Sie jede Art von Belag, die Sie wollen, und wenn Sie sich besonders verwöhnt fühlen, können Sie sogar ein bisschen Käse hinzufügen (obwohl Sie leicht darauf verzichten können!). Diese Pizzen sind ein schneller und einfacher Snack, der sicher zu einem Ihrer Lieblingsgerichte wird.

- 12 Scheiben Peperoni von hoher Qualität
- ¼ Tasse Marinara-Sauce
- Pizzabeläge nach Wahl, z. B. Oliven, Zwiebeln, Paprika oder Pilze

1. Den Ofen auf 400 Grad vorheizen.

2. Die Peperoni auf ein mit Pergamentpapier ausgelegtes Blech legen und 7 bis 8 Minuten backen, nach der Hälfte der Zeit wenden.

3. Während sie im Ofen sind, nehmen Sie sich die Zeit, die Beläge in kleine Stücke zu zerkleinern.

4. Die Pfanne aus dem Ofen nehmen und die Soße und den gewünschten Belag darauf geben. Wieder in den Ofen schieben und weitere 4 Minuten backen.

5. Warm und knusprig servieren, direkt aus dem Ofen.

Ergibt 1 Dutzend

Grill-Out Burger Bites

Diese Burger sind so schmackhaft, dass Sie die Brötchen nicht vermissen werden. Servieren Sie sie mit Süßkartoffelpommes für ein Paleo-Kochfest.

- 1 Pfund grasgefüttertes Rinderhackfleisch
- ½ Teelöffel gehackter Knoblauch
- ⅛ Tasse rote Zwiebel, fein gehackt
- 1 Dose geröstete grüne Chilis

- 2 Streifen ungehärteter, nitratfreier Speck, gekocht und zerbröckelt
- 1 großes Ei, verquirlt
- Frisch gemahlener schwarzer Pfeffer, zum Abschmecken

1. Die Zutaten in einer großen Schüssel mit den Fingern gründlich vermischen.

2. Die Mischung in 2- bis 4-Zoll-Runden formen. 15 bis 20 Minuten grillen, dabei nach der Hälfte der Garzeit wenden. Die Burger sind fertig, wenn graue Fettflecken auf dem Fleisch erscheinen.

Für 4 Personen

Rosenkohl-Chips

Selbst wenn Sie keinen Rosenkohl mögen, werden Sie diese Chips wahrscheinlich lieben, und zwar aus zwei Gründen. Erstens hat gerösteter Rosenkohl nicht diesen schwefligen Geruch und Geschmack, der vom Dämpfen herrührt. Zweitens sind sie tatsächlich knusprig und chipsähnlich, aber gesünder als alles, was Sie aus der Tüte bekommen. Verwenden Sie nur die äußeren Blätter des Rosenkohls und lassen Sie verwelkte Blätter einfach weg.

- 2 Tassen Rosenkohlblätter
- 2 Esslöffel Olivenöl
- Frisch gemahlener schwarzer Pfeffer, zum Abschmecken

1. Den Ofen auf 350 Grad vorheizen. Die Blätter mit dem Olivenöl beträufeln und nach Belieben mit Pfeffer würzen.

2. In einer einzigen Schicht auf ein mit Pergamentpapier ausgelegtes Backblech legen, ggf. zwei Bleche verwenden oder in mehreren Schichten arbeiten.

3. Etwa 10 Minuten backen, bis die Blätter gebräunt und knusprig sind. Abkühlen lassen und servieren.

Ergibt 2 Tassen

Puten-Avocado-Röllchen

Gesunde und einfache Snacks zu finden, ist schwierig, egal welche Art von Diät man macht. Zwar gibt es im Rahmen des Paleo-Plans viele Möglichkeiten, aber manchmal braucht man etwas, das einer Mahlzeit ähnelt, aber nicht riesig ist. Diese Rollups sind fast so, als würde man ein Sandwich mit Truthahn und Avocado essen.

- 1 reife Avocado, geschält und entkernt
- 1 Esslöffel Zitronensaft
- 4 Kirschtomaten, grob zerkleinert

- Frisch gemahlener schwarzer Pfeffer, zum Abschmecken
- 4 Scheiben dick geschnittene Putenbrust

1. Die Avocado und den Zitronensaft in eine Schüssel geben und mit einer Gabel gründlich zerdrücken. Vorsichtig die Tomaten unterheben. Mit frisch gemahlenem schwarzen Pfeffer würzen.

2. Die Avocadomischung auf den Putenscheiben verteilen und aufrollen. Servieren und genießen!

Für 1 Person

Kräuterkräuter-Cracker

Wenn Sie Lust auf etwas Knuspriges haben, sind diese einfachen Kräuterkräcker genau das Richtige - und ja, sie passen zur Paleo-Diät. Sie werden mit gemahlenen Nüssen anstelle von Weizenmehl hergestellt und sind ideal für alle, die sich glutenfrei ernähren, aber dennoch Cracker oder Chips vermissen.

- 2 Tassen Mandelmehl
- 2 Esslöffel italienisches Gewürz
- 2 Esslöffel Wasser

- 1 großes Eiweiß
- 1 Esslöffel Olivenöl
- Frisch gemahlener schwarzer Pfeffer, zum Abschmecken

1. Den Ofen auf 350 Grad vorheizen.

2. In einer mittelgroßen Schüssel das Mandelmehl und die Gewürze zusammensieben. Das Wasser, das Eiweiß und das Olivenöl einrühren. Mit den Händen zu einem steifen Teig formen.

3. Auf eine Dicke von ca. 1,5 cm ausrollen. Mit einem scharfen Messer in 2-Zoll-Quadrate schneiden. Leicht mit frisch gemahlenem Pfeffer bestreuen.

4. Die Quadrate auf ein mit Pergamentpapier ausgelegtes Backblech legen und 10 Minuten lang backen, bis sie goldgelb sind.

5. Vollständig abkühlen lassen und servieren.

Ergibt etwa 2 Dutzend

Lightning Source UK Ltd.
Milton Keynes UK
UKHW030249061222
413451UK00008B/154

9 781804 142462